MOYENS INFAILLIBLES

DE

RÉTABLIR, FORTIFIER ET CONSERVER,

LA VUE ET L'OUIE

EN MEILLEUR ÉTAT, JUSQU'A UNE EXTRÊME VIEILLESSE;

SUR LE CHOIX ET L'EMPLOI

DES VERRES OPTIQUES,

SUIVIES

De quelques notices sur l'OEil Artificiel et sur quelques maladies des Yeux, des Oreilles, et en particulier sur la Cataracte et la Surdité.

Par le professeur Frank Efendler,

Médecin-Oculiste Opérant et Consultant, Docteur en Médecine et en Chirurgie des Facultés de Vienne, Madrid et Paris;

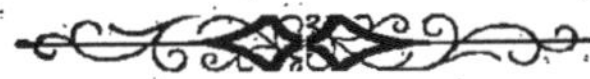

3me Edition. — Prix : 2 francs, 50 cent.

A Paris, chez l'Auteur, rue Miromenil, 42. — A Toulouse, rue Lafayette, 27.

Typ. de Lagarrigue, rue des Balances, 47, à Toulouse.

1844.

DIÉTÉTIQUE DES YEUX ET DES OREILLES

MOYENS INFAILLIBLES

DE

RÉTABLIR, DE FORTIFIER ET DE CONSERVER

LA VUE ET L'OUIE

En Meilleur Etat, jusqu'à une Extrême Vieillesse;

SUR LE CHOIX ET L'EMPLOI

DES VERRES OPTIQUES

DANS LES DIFFÉRENTES ALTÉRATIONS DE LA VUE,

SUIVIES

De quelques notices sur l'OEIL ARTIFICIEL et sur quelques maladies des YEUX et des OREILLES.

Par le professeur Frank Pfendler, d'Ottensheim.

Médecin-Oculiste opérant et consultant, Docteur en Médecine et en Chirurgie des Facultés de Vienne, Madrid et Paris; Oculiste de S. M. la Reine de Saxe, Auriculiste de S. A. le grand Duc de Hessen, Membre de l'Académie Impériale de Médecine, Conseiller Aulique et professeur de Chimie et de Médecine légale, Maître en Pharmacie, Chef de l'Hôpital Impérial, Ex-Chirurgien du Dispensaire Ophthalmologique et de la Clinique Auriologique, Ex-Médecin de l'Ambassade d'Autriche, à Hambourg, Inventeur de ses Grains de Santé et de plusieurs instruments pour les Yeux et les Oreilles, membre honoraire de la Société médicale, pour les Sciences médicales, du Cercle Médical pour les progrès de Chirurgie, de la Société Homocopathique et Hydrosupathique du Sud d'Allemagne et de plusieurs Sociétés de Sciences Physiques, Naturelles et Médicales.

Vidi multùm, feci satis, experientiâ duce.

Qui lumen dat, vitam dat.

L'homme surmonte tout ce qui est possible avec la volonté et la constance.

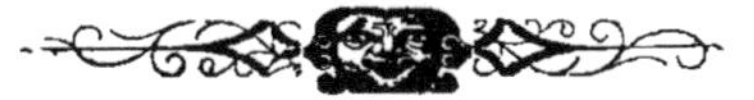

3e ÉDITION.

A Paris, chez l'Auteur, rue Miromenil, 42. — A Toulouse, rue Lafayette, 27.

1844

OUVRAGES PUBLIÉS

PAR LE DOCTEUR FRANK PFENDLER,

Qui se trouvent à Paris, rue Miromenil 42.

1.° CONSIDÉRATIONS ET RECHERCHES THÉRAPEUTIQUES SUR L'HÉMOSPASIE, ET SON NOUVEAU TRAITEMENT SPÉCIAL, sur son efficacité pour la guérison de la plupart des maladies chroniques et particulièrement des affections congestives, inflammatoires et nerveuses. Paris 1843. Quatrième édition. PRIX : — 2 f. 50 c.

2.° MÉMOIRE SUR L'OPIUM et sur ses parties constituantes, la Morphine et l'acide méconique. Vienne 1827, (voyez repertorium des sciences médicales, nouvelle édition, 22me volume PRIX : — 4 fr.

3° ANNALES DERT AUGENHEILHKUNDE, Band 3, enthaltend die diagnose der schwarzen Cataract. Hambourg 1835. — PRIX : — 6 fr.

4° EINFACHE ART UND WEISE DER HEILUNG CHRONISCHER KRANKHEITEN, und ueber den Gebrauch meiner Gesundheitspillen nebst einigen hygienischen Wienke. Leipzig 1822, — PRIX — 5 fr.

Guérison des maladies chroniques par une méthode simple, et notice sur *l'emploi de mes grains de santé*, le moyen le plus sûr de préserver des longues maladies. Paris.

5° SOUVENIRS D'UN MÉDECIN-TOURISTE, extraits de ses journaux, rédigés pendant 14 ans de voyages scientifiques dans toute l'Europe et une partie de l'Orient. 1 volume orné de gravures, Paris 1842. PRIX — 9 fr.

6° Recherches et observations, pour servir à l'histoire de la Léthargie, Schlafsucht des allemands. Paris 1833, — PRIX — 3 fr.

SOUS PRESSE.

7° TRAITÉ PRATIQUE SUR LA CATARACTE, l'AMAUROSE OU GOUTTE SEREINE, et le STRABISME, recherches et observations médicales sur une nouvelle manière d'opérer certaines Amauroses et le strabisme, et sur les traitements spéciaux qui conviennent le plus à ces différentes affections. Paris.

8° RECHERCHES PRATIQUES SUT LES MALADIES DE l'OREILLE EXTERNE, MOYENNE ET INTERNE, en général, et en particulier sur la *surdité*, sur la pratique du Cathétérisme de la trompe d'Eustache, et sur mon nouveau speculum de l'oreille, avec gravures, in-8°. Paris.

INTRODUCTION.

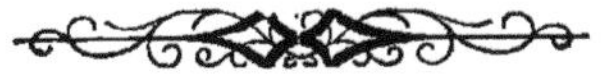

La spécialité constitue l'art et sert de fondement aux applications utiles.

(Delpech).

Après avoir exercé les différentes branches de la médecine pratique, donné des preuves suffisantes d'un savoir approfondi, par plusieurs publications scientifiques et par l'occupation de la chaire de médecine légale, remplie pendant plusieurs années en Allemagne, je suivis les conseils de mon noble parent et maître, M. Frank, conseiller intime d'état et médecin particulier de l'empereur de Russie et d'Autriche, en tournant toutes mes recherches vers la spécialité des maladies des yeux et des oreilles, moyen le plus propre à se distinguer dans ce vaste champ de médecine et de chirurgie pratiques.

Il me sera superflu de démontrer qu'il n'y a pas incompatibilité entre les mots, *science* et *spécialité*, et que le médecin, qui a consacré tout le génie d'un homme studieux à une grande découverte et à l'application d'une branche spéciale de la médecine ou de la chirurgie, doit être un homme habile, qui possède sur l'ensemble de ce grand art de guérir, les notions nécessaires. L'esprit de corps, la jalousie ou des allégations frivoles, dirigées contre les praticiens spéciaux, s'efforcent en vain de mettre en doute leur mérite. On comprend facilement, qu'une longue pratique constamment exercée sur les mêmes maladies, et des opérations fréquemment répétées, doivent donner au médecin spécial une incontestable dextérité et cette habitude difficile à acquérir pour ceux qui embrassant la généralité de la science, et veulent tout savoir. Ces encyclopédistes de cabinet, auxquels manque l'habilité, pratique nécessaire pour bien opérer, et dont la capacité a été absorbée par des traités généraux et des complications, n'ayant été éclairés ni par l'expérience ni par l'observation, errent dans la vague et dans l'incertitude. D'ailleurs, un homme qui opère rarement peut risquer facilement une réputation justement acquise par d'autres travaux, et même compromettre sa moralité en faisant courir à l'opéré des chances défavorables, que le malade aurait pu éviter en s'adressant à un médecin spécial et habile.

Profitant des efforts de mes compatriotes et de mes nobles confrères dont les études ont fait l'admiration du monde civilisé, et dont les lumières se sont répandues sur le globe entier comme des rayons de soleil, j'ai suivi les inspirations de mes sentiments philantropiques, et défendu une noble et généreuse cause, celle du malheur. J'ai tâché de lui apporter du soulagement et lui ai voué ma vie entière. Je me sens irrésistiblement attiré vers ces pauvres et malheureux êtres disgraciés de la nature, et privés des organes les plus nécessaires aux besoins de la vie. Quelle douce récompense n'ai-je pas souvent trouvée dans la satisfaction d'avoir pu noblement soulager mes concitoyens, et répandre par de délicates opérations parmi ces pauvres infortunés plus de bonheur qu'aucun autre homme, d'avoir pu lever ces voiles membraneux, qui couvraient les yeux et les oreilles de tant d'aveugles ou sourds-muets, réparer, en leur donnant la lumière et louie, l'oubli de la nature ! J'ai obtenu ces succès en Erance, dans le pays le plus instruit de l'Europe, où l'on voit encore avec étonnement tant de vils et ignorants charlatants, sachant à peine lire et écrire, n'ayant aucune connaissance anatomique de l'œil et de l'oreille, aucun autre titre qu'un viel habit brodé, traiter et opérer sur la place publique les maladies si délicates des yeux et des oreilles, et jeter ainsi une sorte de défaveur sur les branches les plus intéressantes et les plus difficiles de l'art de guérir. En Allemagne, au contraire, où l'on n'a jamais connu cette sorte d'industrie dangereuse, les hommes savants ont répandu, par d'utiles découvertes et de nombreux ouvrages, une nouvelle auréole sur l'horizon scientifique, et ont rendu des milliers de pauvres aveugles et sourds à une meilleure et plus heureuse existence.

Après avoir suivi les cours de ces nobles amis et de ces savants distingués dans les sciences, professant ces diverses branches spéciales de médecine, les Græffe, Jaeger, Scarpa, Roux, Dupuytren, Itard, Deleau, Vering, Frank, Krammer, j'ai visité dans tous les détails les établissements publics et les institutions privées des aveugles et sourds-muets de presque tous les pays de l'Europe. Ainsi, à Paris, j'ai vu les Quinze-vingts, le premier hospice fondé au 13me sciècle par St. Louis pour es soldats devenus aveugles dans les guerres de la Palestine; l'intéressant institut de jeunes aveugles, rue St. Victor, où les élèves impriment des livres sans voir, et d'où est sorti un élève très distingué, M. D... de Toulouse, qui, aveugle depuis 10 ans, construit de jolies et bonnes orgues; l'institut des sourds-muets fondé par ces nobles bienfaiteurs de l'humanité souffrante, les abbés de l'Epée et Sicard, dont les noms ne sortent jamais de la bouche d'un sourd sans reconnaisance, et qui ont formé cet enseignement et cette langue de sourds-muets, appelée dactologie ou transmission des idées opérée avec rapidité au moyen des doigts; l'hôtel des Invalides, la Salpêtrière, maison de refuge pour la viellesse, les maisons de santé de MM. les docteurs Itard, Deleau etc. J'ai visité aussi avec plaisir, à Caen, l'institut du bon Pasteur qui jouit d'une renommée Européenne; les instituts des aveugles et des sourds de Nancy, Bordeaux, Marseille, sont favorablement connus. Dans celui de Toulouse, fondé et dirigé par M. l'abbé Chazottes et ses frères, l'éducation des sourds-muets est portée à un haut dégré de perfection, et même la parole est developpée chez quelques uns d'une manière assez remarquable

Paris, la capitale de l'univers, le centre brillant de l'intelligence et des sciences, a donné une heureuse impulsion à toutes les autres capitales, et les différents gouvernements se sont disputé le rang de suivre dignement cette noble impulsion. Je me suis souvent reposé à Vienne, en Autriche, pendant mon inspection médicale au milieu des aveugles et sourds-muets. Une noble et bienfaisante femme, l'impératrice Marie Thérèse, leur a consacré à Vienne et à Pavie, des hôpiteaux spéciaux. j'ai trouvé même à Padoue une chambre pour les opérés, institution très sage, qui manque en France où les pauvres cataractés opérés sont mêlés pèle-mêle avec les cancereux, insouciance à la quelle on peut attribuer tant d'insuccès dans les opérations des cataractes dans les hôpitaux, insuccès couverts du grand voile de l'oubli des pauvres.

Je visitai à Berlin les établissements des aveugles et sourds-muets. L'éducation des derniers est poussée à un haut degré de perfectionnement. L'institut des sourds du docteur Barries à Hambourg, et leur guérison par le magnétisme et la Galvano puncture m'ont offert les observations les plus curieuses. Avec un égal intérêt j'ai poursuivi mes recherches dans les grands et magnifiques hôpitaux de Londres, chez les invalides de Greenwich, dans ceux d'Edimbourg. Dans ces derniers j'ai été introduit par mon honorable client et ami, Sir-Walter Scott, qui m'a communiqué avec son amabilité ordinaire, une foule d'observations, d'anecdotes et de remarques spirituelles sur l'état des aveugles et sourds-muets du royaume Britanique.

Le même intérêt scientifique m'a guidé dans les institutions de la Hollande, de la Russie, de Dresde, de Munich, de Stuttgard, de Bône, Florence, Gênes; Rome et Milan. Partout la science éclairée marche d'un pas égal avec l'humanité, partout l'émancipation de ces pauvres êtres autrefois méprisés et condamnés à une vie triste, ennuyeuse, et presque deshérités des ressources sociales s'opère sensiblement. A Naples, où le nombre des personnes frappées de cécité est fort considérable, j'ai trouvé dans la bibliothèque une grande salle pour les aveugles, où on leur fait, moyennant une légère rétribution, la lecture à haute voix; c'est une noble idée qui fait honneur à l'humanité et au cœur sensible de la nation napolitaine.

Dans le climat chaud, la surdité diminue et la cécité augmente; voilà la statistique des aveugles dans les différents pays: on peut compter 1 aveugle sur 720 en Danemark et en Russie, 1 sur 820 en Angleterre, 1 sur 800 en Autriche, 1 sur 1000 en Belgique, 1 sur 1600 en Prusse, 1 sur 1200 aux Etats-Unis. L'émancipation des nègres a été peu favorable à leur état sanitaire. On compte plus de nègres aveugles et sourds-muets dans les états où l'esclavage a été aboli, que dans ceux où il existe. On trouve dans l'état de Maine, 1 aveugle ou sourd-muet sur 120 nègres, dans les Massachusetts, 1 sur 150; en Floride, seulement 1 sur 1105 nègres.

Le nombre des sourds est très difficile à fixer, parce que leur infirmité se soustrait facilement à l'observation; mais j'estime qu'il s'élève en France à environ 24000. C'est particulièrement la classe pauvre qui est laplus sujette à la surdité, parce qu'elle est privée des conditions avantageuses de la vie commune. J'ai trouvé en France, 1 aveugle sur 1650 habitans; leur nombre a été probablement augmenté d'une manière considérable dans ces derniers temps par l'occupation de l'Algérie, où l'ophthalmie Egyptienne est si fréquente et si désastreuse. Plus de la moitié de ces 22000 aveugles, et dont la plus grande partie charge l'état, a été affectée par l'aspersion de l'eau froide dont on se sert encore en hiver pour administrer le baptême; par l'habitude d'exposer l'enfant à la grande clarté pendant que les parents viennent l'admirer; à la fumée du tabac dans les cabarets, aux exhalations irritantes des maisons d'accouchement ou des infirmeries des nouveaux nés; à la poussière flottante dans l'atmosphère, par l'habitude vicieuse de placer les enfants nouveaux nés à côté de leurs mères, où ils se trouvent sous l'influence de l'émanation des lochies. Une autre partie des aveugles appartient à la classe des amaurotiques. Le nombre au moins égal d'aveugles et des sourds-muets est donc de 46000, sans compter un nombre plus grand encore des aveugles autrefois atteints de cataractes, qui ont été déjà opérés et parfaitement guéris.

On peut dont compter, que les oculistes opérateurs ont le mérite signalé de sauver la vue a plus de 50000 aveugles par l'opération de la cataracte, et de décharger ainsi le gouvernement Français d'une grande partie de ces malheureux.

Combien de bonheur et de bienfaits peuvent-ils donc répandre sur leur concitoyens par d'heureuses et délicates opérations en soulageant l'humanité souffrante ! Combien ont-t-il plus de droit à la reconnaissance générale qu'aucun autre médecin!

Saisissant ces deux branches de la médecine pratique avec toute l'ardeur que peut inspirer l'amour de la science, je fis une suite d'essais pour créer le traitement spécial le plus propre à remédier à ces tristes fléaux de l'humanité. Je dirigeai alors toutes mes recherches vers *l'hémospasie*, (*) la plus brillante et la plus heureuse découverte de la médecine pratique de notre siècle. Les appareils hémospasiques, dus aux premières recherches du docteur Junod, à celles des docteurs Bonnard et Frank, à mes améliorations, réalisées avec une grande précision, offrent au praticien une puissance gigantesque et des résultats presque fabuleux. Jamais une médication n'a produit des effets pareils ; elle réunit tous les bons effets de la saignée, sans en subir les inconvéniens. Appelé quelquefois au lit des agonisants, j'ai été assez heureux pour opérer immédiatement une grande amélioration, en plaçant mes appareils avec une pression de 15 à 20 degrés.

Le médecin devient maître de la circulation du malade ; il entraîne à sa volonté les fluides de haut en bas, toutes les fois qu'il veut en priver les organes centraux au point de provoquer la syncope. D'un tour de robinet, il rétablit la circulation. jamais on n'a vu un moyen aussi puissant pour détruire les congestions, ni une révulsion plus énergique. Les effets de cette médication sont les plus surprenants. J'ai obtenu de grandes améliorations et même des guérisons, paraissant aux personnes étrangères à la science, un vrai miracle ; de pareils résultats sont aussi obtenus dans les instituts spéciaux des docteurs Junod et Bonnard à Paris.

Les appareils hémospasiques, encore inconnus dans les départemens, sont employés depuis plusieurs années dans les grands hôpitaux de Paris, pour guérir en peu de temps les affections nerveuses, congestives et inflammatoires. Les épanchemens, les hydropisies, particulièrement celles des yeux, dont les globes sont sortis des orbites, grandes comme une noix, ont été absorbés sous l'influence hémospasique.

(*) Voyez Frank Pfendler: considérations et recherches thérapeutiques sur l'*Hémospasie*, ou déplacement mécanique du sang ; son nouveau traitement spécial et son efficacité dans la guérison de la plupart des maladies chroniques, et particulièrement des affections des *Yeux* et des *Oreilles*. Paris et Toulouse in-8°. 1843.

Les grands déplacements de sang, en vidant les vaisseaux qui environnent les liquides épanchés, activent cette absorption. L'aménorrhée, les maladies apoplectiques et congestives, celles des voies aériennes, et diverses dyscrasies qui ont tant d'influence sur les maladies des yeux et des oreilles, ont été heureusement modifiées ou guéries. Dans les ophthalmies oculaires et palpébrales, dans les maladies regardées à peu près comme incurables, l'hémospasie nous a donné les plus heureux résultats, et cette terrible et facheuse maladie, la goutte sereine ou l'amaurose, a trouvé enfin un agent thérapeutique puissant. Ces taïes, épanchées entre les lames de la cornée, ont pu être absorbées; quelques cataractes congestives, sous l'influence d'une forte résorption de l'œil, ont pu être dissoutes sans opération.

Les maladies des oreilles provoquées par congestion ou inflammation chronique du cerveau, de la membrane muqueuse, de la caisse du tambour, de la trompe d'Eustache, ces surdités nerveuses ont pu être guéries par cette méthode, chaque fois qu'il n'y avait pas désorganisation de l'oreille interne, carie ou nécrose des osselets, particulièrement de l'étrier.

M. le docteur Bonnard a rendu même subitement l'Ouïe à un sourd-muet de Paris, par quelques applications hémospasiques, médication qui jouit d'une faculté thérapeutique supérieure à toutes les autres ressources médicales, et dont l'efficacité est confirmée par des expériences cliniques répétées publiquement dans les grands hôpitaux de la Capitale, par le haut témoignage rendu à ces ingénieux appareils par le conseil général des hospices de la même ville, par le favorable rapport de la commission chargée par l'Académie de juger leur effets, et composée de MM. Magendie, Pelletan, Percy, Double, Dulong, Larrey, Duménil, Blainville et Serres, par l'approbation et les encouragements des sociétés savantes, par l'adjudication du grand prix Monthyon, de l'Institut de France, à l'inventeur de ces appareils, enfin par les éloges les plus flatteurs et l'hommage éclatant rendu aux bienfaits de cette belle découverte par un grand nombre de professeurs de la faculté de médecine de Paris, attachés depuis long-temps à l'administration comme médecins ou chirurgiens des hospices; les princes de la science, pour parler comme le public, les professeurs Andral, Chomel, Marjolin, Fouquier, Rostan, Dupuytren, Roux, Biett, Velpeau et Orfila. Par ordre du Ministre de l'intérieur, du 3 décembre 1843 et de MM. les Préfets, les appareils hémospasiques, dont les précieux services et les résultats les plus heureux sont constatés par les premiers médecins de Paris, témoignages qui doivent inspirer une entière confiance dans leur emploi, sont recommandés tout particulièrement aux médecins des hospices et bureaux de bienfaisance, qui sont engagés à en faire l'acquisition pour les hôpitaux des départements.

Le médecin, destiné à une vie active et intellectuelle, doit toujours travailler dans l'intérêt de l'humanité et chercher à agrandir le vaste horizon médical, par d'utiles recherches et ressembler à l'abeille matinale qui apporte de toutes les régions les nectars parfumés, formés par la fine et imperceptible poussière des fleurs.

La médecine, cette science si intéressante, a des sources inépuisables; pourquoi ne doit-elle pas dans notre sciècle de découvertes utiles, participer aux progrès, opérer des prodiges et marcher en avant à la conquête de l'inconnu, comme toutes ses sœurs? Un jour viendra peut-être où l'on pourra produire même des évacuations nerveuses. On fait déjà, dans ce moment, dans les salons de M. Arago, à Paris, des recherches pour prouver l'existence du fluide galvanique. On a déjà démontré qu'une clef, placée sur l'épigastre d'une personne nerveuse, devient seulement aimantée, si elle est sous l'influence d'une affection morale. Plus les émotions sont véhémentes, plus les effets deviennent aussi étonnants et curieux.

Combien de chances peut subir une grande découverte! un seul insuccès la déprécie souvent plus que trente ou quarante succès les plus brillants ne l'honorent, et l'écrase dès sa naissance, et avant que le temps ait pu apposer sur elle le sceau de la vérité. La réunion des hommes impartiaux, éclairés et studieux, peut la sauver seulement de l'oubli et de l'indifférence. La médecine doit donc profiter de leur travaux faits dans toutes les régions du monde, pour amener de nouveaux progrès dans l'art de guérir, semblable à un de ces grands fleuves d'Amérique qui se laisse arrêter à sa source par le moindre obstacle, mais qui, roulant au milieu d'heureuses régions et d'une riche et luxurieuse nature, reçoit dans son long cours de nouveaux affluents, de nouvelles rivières, et qui s'agrandissant toujours va se perdre enfin dans l'immensité de l'Océan sans bornes des connaissances humaines. Les malades sont des navires démembrés, battus des vents et des flots, faisant eau de toute part, que le médecin nautonnier tâche de conduire dans un port sûr et tranquille. Le principal et unique but du médecin éclairé et pratique est de guérir ou de soulager par quelques moyens que ce soient. Les indiquer aux malades est la mission de l'homme de l'art, car vivre et souffrir sans cesse, est pour plusieurs, une condition pire que le néant.

LES AVEUGLES ET LES SOURDS-MUETS.

La nature jamais en beauté si féconde,
Ne se peint dans ces yeux où se peignait le monde,
Vainement se colore et le fruit et la fleur;
Pour moi dans l'univers il n'est qu'une couleur.
Ma vue à la clarté refusant le passage,
Des objets effacés ne reçoit plus l'image.
Tout est vague, confus, couvert d'un voile épais,
Et pour moi le grand livre est fermé pour jamais.
Adieu des arts brillants la pompe enchanteresse,
Les trésors du savoir, les fruits de la sagesse;
La nuit engloutit tout. Eh bien! fille des cieux,
Eclaire ma raison au défaut de mes yeux;
Epure tout en moi par ta céleste flamme;
Mets tes feux dans mon cœur, mets tes yeux dans mon âme,
Et fais que je dévoile en moments solennels
Des objets que jamais n'ont vus les yeux mortels.

Invocation d'un aveugle à la lumière.

On demande souvent quel est le plus grand malheur pour l'homme de la Cécité, ou de la Surdité complète, si les Aveugles sont plus à plaindre que les Sourds.

Cette question n'est pas si facile à résoudre, que l'on croit au premier abord, car tout le monde se prononce pour l'aveugle, et les auteurs les plus distingués des différents pays ont fait des élégies touchantes sur les malheurs de la cécité. Pour résoudre philosophiquement cette question, j'ai fait des recherches multipliées dans tous les établissements publics et privés; je me suis livré aux observations et aux études les plus étendues et les plus minutieuses.

De quels sentimens de compassion n'ai-je pas été ému à l'aspect des malheureux, à qui le créateur a refusé le sens de la vue ou de l'ouïe? Ils n'ont pas seulement droit à cet intérêt de pitié, de froide curiosité, qui pousse la foule au spectacle des séances publiques, à cet intérêt de pitié stérile et presque humiliante, qui s'exhale en larmoyantes périodes et s'évapore en exclamations de sensiblerie, mais à cette sympathie généreuse, active, qui honore l'homme philantrope. On ne peut pas trouver de termes assez énergiques, pour exprimer la grandeur de leur infortune, pour dire combien leur sort est déplorable. Est-il d'existence plus misérable que celle de ces infortunés, qui sont condamnés à passer leur vie au milieu des privations, et souvent sans espoir de sortir un jour de cette funeste position, qui les retient constamment éloignés de la grande famille? Les ténèbres qui dérobent aux yeux de l'aveugle de naissance le magnifique spectacle de la nature sont peut-être moins terribles, que celles qui environnent l'esprit du sourd-muet. L'harmonie de la musique, l'échange des idées intellectuelles, ne sont-ils pas mille fois plus ravissants, que l'harmoni-muette des couleurs, l'émail brillant de nos prairies, la douce verdure qui tapisse les scènes d'une grandiose nature, y a t'il rien de comparable aux expressions d'une tendre amitié, dévoué et invariable, prononcées souvent avec la voix la plus mélodieuse?

Car ce n'est pas le défaut des jouissances musicales, qui rend les sourds mélancoliques, mais plutôt la privation des charmes de l'intimité et de la conversation. La parole ne se développe pas chez eux par l'absence de l'ouïe; qui se perd jusqu'aux moindres traces, si une éducation physiologique et pédagogique ne l'exerce continuellement. Le mutisme est seulement la suite inévitable de la surdité. J'ai vu toujours, comme signe precurseur de la guérison du sourd-muet le langage se développer plus aisément, et la prononciation devenir plus nette. Le sourd se trouve au milieu de la foule la plus animée, dans la société de ses amis les plus intimes comme dans une triste et paisible solitude, et plus le malade est jeune, plus la surdité pèse sur lui: souvent vaniteux à l'excès, il devient défiant. Les joies tranquilles du cercle de famille sont gênées. Toute conversation confidentielle cesse quand on ne peut la soutenir qu'au prix de grands efforts, et en se collant d'une manière incommode aux oreilles du malade. La cordialité disparait sous le ton qu'on doit donner aux paroles, pour les rendre intelligibles. Souvent les bourdonnements ne le quittent plus. Un moment ils interrompent son sommeil et sont les prmiers objets qui le frappent, dès qu'il ouvre les yeux le matin; ils rendent sa tête lourde et troublent le libre développement de sa pensée. Souvent les souffrances lui laissent la seule consolation que ces bourdonnements diminuent et cessent tout à fait quand la surdité devient complète. Souvent ils n'entendent plus la voix la plus forte qui leur crie dans l'oreille; leur caractère est variable: jamais contens ni avec leur médecin, ni avec leur femme, leurs enfants, leurs amis, ils tourmentent toutes les personnes qui les aiment. Il n'y a aucun être moins aimant que les sourds; leur mal devenant toujours plus cruel et plus gênant pour eux et pour les autres, ils sont très incommodés dans leurs rapports sociaux. Que de jurisconsultes, de professeurs, de militaires de médecins ont été arrêtés dans leur carrière, et forcés de renoncer à leurs fonctions!

La vue me parait une trop faible compensation pour remplacer le sens de l'ouïe, que le ciel a ravi aux sourds-muets. Ce sens de l'imagination pourra-t-il jamais suppléer au sens de l'intelligence? Combien leurs connaissances sont fugitives! combien leur sphère est étroite! elle n'embrasse qu'une très petite portion du monde physique. Le monde intellectuel et moral est mort pour eux. Qu'elle confusion dans le peu d'idées qu'ils ont acquises. L'ordre harmonieux, ce flambeau de la science, ne brillera jamais dans leur intelligence; jamais ils n'acquerront, à l'aide du sens de la vue, les idées qui sont elles-mêmes la vie de l'esprit, les élémens essentiels de la raison.

L'horreur de la cécité est adoucie par les charmes de l'ouïe. Les aveugles sont d'un caractère toujours content, toujours riant, heureux, résigné; ce sont les créatures les plus aimantes, les plus reconnaissantes. Ils voient par leur imagination. Combien d'aveugles dont les yeux sont depuis long temps éteints, m'ont parlé de ces jolis paysages, de ces belles peintures qui se retraçaient dans leur esprit par la conversation des personnes qui causaient avec eux. Leur expression favorite est, je vois; leur faiblesse consiste à faire croire aux étrangers qu'ils voient. L'aveugle est rayonnant de joie dans la société, pendant que le sourd y est triste et souffrant; il oublie dans le charme de la conversation qu'il est privé d'un moyen de communiquer avec ses semblables. Mlle. Mars, avec tous les charmes et toutes les graces qui la caractérisent, nous à tracé un image fidèle d'une femme aveugle, dans Valerie.

Le toucher de l'aveugle est tellement perfectionné, que la peau du visage est assez vivement impressionnée. Ils ont quelquefois même la conscience de la présence de la lumière. Ils reconnaissent quelquefois même les couleurs; les autres sens sont tellement exercés, qu'ils suppléent au moins en partie à celui de la vue, dont l'absence préserve l'aveugle des faux jugements que la vision nous fait porter sur les hommes, séduits que nous sommes par le langage souvent si perfide des gens, par l'expression trompeuse de la physionomie et la fausse politesse des manières. L'aveugle juge les personnes en comparant leurs paroles avec leurs actions. Plongé seul dans un horrible isolement, il n'a d'autres distractions que la méditation; il se développe chez lui une vie intellectuelle remarquable. Les aveugles ont des connaissances très étendues et un goût prononcé pour les mathématiques; j'ai vu à Angers un aveugle, professeur de cette science. Quelques uns mêmes des aveugles nés se sont distingués dans les lettres et la poésie. Jean Hernandez, Uldaric, Schoenberg, Blackloch, Homère, Milton, Delile sont devenus aveugles. Hubert, de Genève, aveugle, a écrit une excellente histoire des abeilles et des fourmies; il les reconnaissait à leur bourdonnement lorsqu'elles volaient, et son toucher était très développé et très délicat.

Les aveugles ont une mémoire prodigieuse. Au Japon le soin de conserver le souvenir des évènements relatifs à l'histoire du pays, est confié à la mémoire d'une congrégation d'aveugles-nés, qui se les transmettent d'âge en âge. Le cerveau n'ayant plus à recevoir les impressions, que lui transmet la vue, toute l'attention se porte sur des objets particuliers; c'est là ce qui explique la grande mémoire dont les aveugles sont doués.

En présence de ces faits, je crois que les aveugles sont moins malheureux que l'on ne pense, et que les sourds le sont beaucoup plus qu'on ne l'imagine; la vue est certes le plus précieux organe et la moitié de la vie; sa privation peut être une mort anticipée, mais la surdité est aussi la mort de l'intelligence. L'aveugle est plongé dans une nuit sans commencement et sans fin; le sourd-muet est enseveli dans un sommeil éternel, condamné aux ténèbres de l'esprit, couvert d'un voile de tristesse et de défiance. Comme l'ouie sert au perfectionnement de l'intelligence, elle l'emporte sous ce rapport sur tous les autres sens, en nous servant à transmettre nos idées et à connaître celles de nos semblables, à l'aide de la voix. Peu d'aveugles deviennent fous, l'affaiblissement des facultés intellectuelles et l'imbécilité sont très rares parmi eux, tandis que chez les sourds ils sont très fréquents, et plus d'un quart des sourds-muets sont imbéciles.

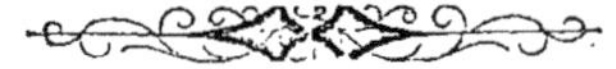

I.

MOYENS INFAILLIBLES

De conserver les Yeux, et les Oreilles, jusqu'à une extrême vieillesse.

Experientia artem feci.

Aucun de nos sens ne nous fournit des jouissances plus grandes que celles de la vue et de l'ouie. La nature a fait, de la première le plus bel ornement, la principale beauté de la figure humaine. Les peuples, habitant les climats doux de l'Espagne, de la Grèce, de l'Italie, sont particulièrement favorisés sous le rapport de cet organe : il n'est rien de plus ravissant, de plus séduisant, rien qui donne à la physionomie plus de vie, plus d'expression, plus de charmes que les yeux. Ne pouvons-nous pas distinguer déjà le plus grand nombre des hommes spirituels, par l'expression des yeux? ils sont le miroir de l'âme, la fenêtre de la pensée. L'intelligence, ou l'idiotisme, y est également peinte. Combien de passions et de maladies n'y sont pas remarquées par un médecin observateur, lesquelles n'ont souvent aucun siége particulier dans le corps souffrant? N'y a t'il pas des hommes, des animaux même qui savent fasciner ou magnétiser par leur coup d'œil?

Les impressions de jeunesse, ces ravissants tableaux de nos voyages, et ces images qui se sont présentées à nos sens, ne s'effacent jamais de notre esprit, et nous les conservons jusques dans l'âge le plus avancé. Ils se retracent dans notre mémoire comme dans une camera obscure, avec toute leur fraîcheur. Que l'aveugle est donc à plaindre de perdre tous ces avantages dont le sage créateur nous a dotés! — La construction délicate et prévoyante de toutes les parties constituantes de l'œil et de l'oreille excitera toujours dans l'esprit, autant d'étonnement que d'admiration, et nous montre plus que des paroles ne sauraient le faire, combien la puissance créatrice de tant de merveilles doit être au-dessus de tout ce que l'homme peut imaginer. Le rayon lumineux qui partant d'un corps à notre portée, traverse la cornée, la chambre antérieure, la pupille, la chambre postérieure, le crystallin, l'humeur vitrée s'arrête à la rétine, sorte de miroir derrière lequel est la choroide ou enduit noir, nécessaire à la réfraction des objets, et qui sert comme étain. C'est l'instrument d'optique le plus parfait; il est achromatique et ne présente point d'aberration, de sphéricité; aucun opticien n'en a construit d'aussi parfait.

L'oreille n'est pas moins admirablement constituée; elle sert pour le recueillement, la transmission, la réception et l'impression des sons ou des ondes sonores. C'est du pavillon de l'oreille, espèce d'entonnoir très évasé, et par le méat auditif, que les sons sont portés jusqu'au tympan, peau tendue et enchassée, comme la cornée dans la sclérotique, dans une rainure osseuse, pareille à un verre de montre, dans sa boîte, et qui tenu derrière par le marteau, empêchant que des éternuments, ni ronflements, ni injections puissent produire le moindre changement ou déchirure, ferme l'oreille externe. Derrière le tympan est l'oreille moyenne ou la caissse du tambour, avec la chaîne de petits osselets, le marteau, l'enclume, l'os lenticulaire et l'étrier, remplis d'air et communiquant uniquement par la trompe d'Eustache, canal osseux, cartillagineux et membraneux à l'arrière-bouche, voie aérienne de la plus haute importance, pour la guérison de la surdité. Enfin, par la fenêtre ovale, fermée par la base de l'étrier, et la fenêtre ronde, fermée aussi par une autre membrane, espèce de second tympan, les sons sont conduits jusqu'à l'oreille interne ou labyrinthe, composé du vestibule des trois canaux sémi-circulaires et du limaçon, ces parties sont remplies de l'eau de cotugo ou périlymphe et d'un autre fluide; l'Endolymphe, la première est à l'oreille, ce qu'est l'humeur aqueuse aux yeux, et la seconde est comparable au plus beau cristal et à l'humeur vitrée de l'œil. Au milieu de l'oreille interne se trouve le nerf acoustique, ou nerf de la huitième paire, qui conduit les sons au cerveau. Ces diverses parties, pour la plupart, d'une petitesse extrême, sont renfermées dans l'épaisseur d'une saillie osseuse très dure, le rocher.

L'organe de l'œil mérite également la plus grande attention du médecin philantrope. Les maladies qui l'affectent ont les suites les plus fâcheuses pour le développement intellectuel de l'homme, et exercent une influence très-nuisible sur l'ame. Beaucoup d'oculistes distingués, comme Duvernay, etc., ont bien compris que les yeux et les oreilles sont alliés intimement par le voisinage du siége, et par une grande analogie dans leurs affections; souvent les sourds-muets souffrent des maux d'yeux, ont la vue et l'odorat affaiblis. Il se développe quelquefois une névralgie de l'oreille, d'après l'opération de la cataracte. Quelques surdités idiopathiques où les malades entendent à des distances rapprochées ou éloignées, ressemblent à la myopie et presbyopie; la faculté d'entendre seulement des sons doux, la voix basse, des doubles sons ou même des sons qui ne sont pas produits, sont analogues à la cécité du jour, à la vue double, à la berlue, enfin la surdite nerveuse torpide ou cophose se rapproche beaucoup de l'amaurose torpide. Comme l'amaurotique aperçoit un voile devant ses yeux; le sourd croit qu'il y a un voile, suspendu devant son oreille, comme le premier voit mieux dans un temps clair et chaud, le dernier entend aussi mieux; comme celui-ci voit des mouches devant les yeux; le dernier croit sentir une mouche dans l'intérieur de son oreille.

Quelques règles hygiéniques, fruits de mes observations, recueillies pendant 11 ans de voyages dans toutes les partie de l'Europe et une parties de l'Orient, dans ma nombreuse clientelle, des maladies des yeux et des oreilles, ne seront pas lues peut-être sans intérêt par le public, d'autant plus qu'elles offrent un but d'utilité générale qu'il importe à tout le monde de connaître.

Trop dormir, comme dormir trop peu, rougit les yeux; en s'éveillant subitement le matin, on ne doit jamais se frotter les yeux rudement, mais passer légèrement le doigt sur les paupières; on ne doit jamais les exposer tout d'un coup à une grande lumière, c'est pourquoi les chambres à coucher ne doivent pas être trop sombres; le lit doit être toujours placé de façon que la lumière pénètre par derrière, ou au moins obliquement et jamais en face. On ne doit jamais le fermer d'épais rideaux, et il faut éviter les alcoves, espèce de cachots mal sains. Un entier abandon de l'usage de la vue doit devenir aussi nuisible avec le temps. Le mieux sera de faire brûler une petite lampe de nuit, en albâtre ou en porcelaine. Il sera d'une grande utilité de se laver les yeux le matin et pendant le jour, autant de fois que l'on sent qu'ils en ont besoin, avec de l'au pure de fontaine, froide, ou de l'eau de rivière; l'eau de source la plus froide est le meilleur collyre tonique. L'eau tiède rend les yeux rouges, trop sensibles à la lumière et n'est utile que dans très-peu de cas d'ophthalmies. Mais on ne doit jamais se laver avec l'eau froide immédiatement en sortant du lit; il faut attendre au moins un quart d'heure, ou demi-heure, pour que la transpiration ou la chaleur du lit provoquée souvent par des lits de plumes peu favorables aux yeux par le dégré de chaleur qu'ils occasionnent soit passée. Les bains d'yeux dans un verre de porcelaine sont peu convenables, en occasionnant facilement une pression dangereuse, ou en donnant à l'eau froide une température trop élevée.

Les appartemens trop éclairés comme aussi trop sombres, les croisées trop closes, les mirois placés en face des croisées ou le soleil peut reflêchir la lumière, les vapeurs dans les appartemens, sont peu convenables à la vue et souvent la cause de légères ophthalmies ou de rougeur de paupières. On doit leur donner tous les matins et dans la journée, de l'air, en ouvrant les fenêtres. Les chambres doivent avoir un papier d'une couleur délicate; on doit éviter ces papiers grèles, rouges ou jaunes, ou imprimés à l'or. Trop de dorures fait aussi mal aux yeux. Il faut éviter de tenir le corps serré par les vêtements trop étroits, les bretelles trop tendues, s'abstenir particulièrement des cravates raides et hautes, qui serrant quelques parties du corps de manière à gêner la libre circulation, occasionnent très-souvent un flux abondant vers la tête. J'ai vu provoquer dans un climat chaud des ophthalmies terribles dans des régiments Français par ces hautes cravates et ces cols raides. Les corsets, trop serrés chez les femmes, agissent sur le ventre et sur la poitrine, sur la tête et sur les yeux d'une manière funeste. J'ai fait l'autopsie d'une jeune demoiselle riche, dont les côtes ont été entièrement recourbées en dedans par la force d'un corset chaque jour plus serré. Il faut éviter les vapeurs, si nuisibles aux yeux, des urines et des excréments d'animaux. Combien de fois la paresse des nourrices a causé des ophthalmies aux enfants! On ne saurait trop se défier de ce conseil des bonnes femmes, de se laver les yeux avec l'urine.

Il faut faire tous les jours une promenade et respirer l'air pur, aussi bien l'hiver que l'été; c'est un des meilleurs principes de l'éducation des enfants. Il faut cependant éviter le vent violent et la poussière; dans ce dernier cas. Il faut se laver immédiatement les yeux, en rentrant chez soi. L'homme de cabinet qui peut sortir rarement, doit régler son régime, pendant que le paysan peut manger ce qu'il lui plait, en travaillant fortement. Le premier doit s'abstenir d'une nourriture trop grossière, de l'usage des boissons spiritueuses, qui lui provoqueront bientôt une diminution sensible de la vue, et un flux continuel des humeurs vers la tête; il doit se tenir le ventre libre au moyen de mes *grains de Santé*, (*) qui contribuent très-doucement et très-favorablement à la conservation de la vie.

Il faut éviter les courans d'air frais, lorsque le corps transpire; dans ce moment il ne convient pas non plus de faire des lotions avec de l'eau fraiche sur les yeux; mais il est bon d'attendre une demi-heure. Les frictions sèches répétées sur les extrémités, les bains entiers de 26 à 28 dégrés Reaumur pour entretenir la transpiration, des pédiluves rendus irritans à l'aide du sel, de la moutarde, du vinaigre, des cendres sont souvent très-salutaires.

Il faut bien ménager la vue dans la jeunesse, pour la conserver bonne dans l'âge avancé. Le temps le plus propre à l'usage de la vision est le matin, après avoir reposé, parce que tout le corps ainsi que les yeux a recouvré de nouvelles forces; mais on doit toujours attendre qu'on soit bien éveillé, pour éviter

(*) Voyez note III.

le passage subit d'un extrême à l'autre, le mieux est, de commencer une demi-heure après avoir lavé son corps et ses yeux avec de l'eau froide. Après le repas,(*) il sera prudent de ne faire aucun ouvrage qui exige d'être fait assis, car la tête est lourde, pesante; on éprouve le besoin de dormir et l'on est peu disposé au travail, le sang est agité; il faut attendre que la digestion soit faite, et éviter tout ce qui affecte fortement les yeux.

La meilleure position pour écrire ou travailler, est de n'être assis ni trop haut ni trop bas. Il conviendra parfaitement de faire usage d'un pupitre que j'ai inventé dans ce but, et qui permet de travailler tantôt assis, tantôt debout ou écrire

---

(*) *Un régime convenable et une nourriture saine, seront très utiles aux personnes qui ont les yeux faibles ou qui sont affectées des maladies d'yeux. — Je vais donner quelques règles à suivre à cet égard. La nourriture doit être moins abondante pendant les temps chauds et secs, que lorsque la température sera basse et variable; on évitera de faire des repas trop copieux à la fois ou après une fatigue prolongée ou avant un fort travail physique ou intellectuel. On réglera le nombre des repas sur la facilité avec laquelle on digère, et on adoptera la régularité de l'heure du repas. On évitera, autant que possible, les légumes venteux et de difficile digestion, on usera de la salade et du vinaigre en petite quantité, et on ne doit pas faire excès des fruits crus, acides; les autres fruits doivent être bien murs ou mangés cuits; les raisins sont ordinairement très salutaires.*

Les viandes, fraiches et roties plus que cuites, des animaux adultes, doivent entrer moins dans le régime de l'été que dans celui de l'hiver; leur digestion sera facilitée si on les coupe par tranches minces et dirigées en travers des fibres. On doit se modérer dans l'usage des salaisons, telles que le bœuf salé, morue salée, jambons fumés, saucissons vieux, des graisses ou des fromages forts ou en décomposition, les œufs durs ou fris à la poéle sont très indigestes. Le laitage, la crême, les fromages frais, pris en trop grande quantité dans les temps chauds, sont cause du dérangement des fonctions digestives. Le sucre, le miel, les sirops, les bonbons ne doivent être pris qu'avec modération. Le riz, la semoule, le gruau, le sagou, la tapioka dans les soupes, sont très sains et très nutritifs. On choisira pour boissons de l'eau fraîche des sources, quelquefois conbinée avec des spiritueux, des aromates, des amers, tels que l'anisette, le cumin, l'absinthe, le rhum; de l'eau rougie, des eaux de Seltz, des eaux gazeuses naturelles. Dans quelques cas on peut faire usage du petit lait combiné avec des amers légers, le thé, le chocolat, la bierre, des vins généreux, mais pas trop échauffans, les vins de Bordeaux, seront choisis après les différens gouts. Les malades doivent se priver des spiritueux, du café noir, de l'eau-de-vie, des liqueurs, de vins capiteux bus sans être mélangés d'eau, car ils portent, dans les grandes chaleurs, le sang à la tête, excitent le système nerveux et prédisposent aux inflammations.

la tête levée; car, se tenir toujours assis, détruit la meilleure vue, et les fonctions naturelles sont interrompues par la compression du ventre et des intestins, et par le flux des humeurs vers la tête. La table près de la quelle on travaille, doit être placée de sorte que la lumiére tombe obliquement par dessus l'épaule gauche; ainsi, on pourra supporter un long travail, que l'on doit modérer autant que possible, à la lumière artificielle. Il est nuisible de tenir les livres ou une lettre derrière la lumière, ou de tourner le dos à la fenêtre, sous prétexte de pouvoir mieux lire, car les rayons réfléchissent trop en plein. De cette manière, le papier est trop blanc, les lettres trop élevées. Quelle facheuse habitude ont les hommes de lettres, les avocats, les notaires, de travailler la nuit jusqu'à 2 ou 3 heures, et de dormir jusqu'à 10 ou 11 heures du matin! Est-il une habitude plus contraire à l'organisation de nos yeux? Il faut éviter également, ou au moins maîtriser cette fâcheuse et pernicieuse coutume de passer des journées entières à pleurer. Il y a des malheurs bien terribles à supporter, mais faut-il les augmenter encore en perdant la vue? car ces chagrins et ces pleurs continuels sont une cause assez fréquente d'une triste maladie, l'amaurose. Je pourrais citer de nombreuses mères de familles, qui, après de grands chagrins, sont devenues amaurotiques. Que dire de nos jeunes gens à la mode, de ces lions, de ces bas bleus, de ces ouvrières, qui sacrifient, après une forte journée de travail, une partie de leur repos à lire ces insipides romans et ces drames dégoutants, de notre nouvelle école romantique, qui, dépourvus de tout intérêt sérieux, remplissent leurs têtes d'illusions, de bagatelles, d'idées extravagantes, excitant leur sensualité, ces écrits pernicieux les jettent dans un état continuel d'irritation qui les entraîne aux plus fâcheuses habitudes, si propres à détruire leur santé, à affaiblir leur vue et leur intelligence, et à les conduire dans une maison d'aliénés.

On doit faire un usage modéré de la vue, particulièrement le soir, il ne faut pas rester trop long-temps dans l'obscurité, dans le crépuscule, on doit bannir les chandelles vacillantes et fumantes, comme très-nuisibles aux yeux, faire usage de bougies ou d'une bonne lampe d'Argand, qui ne fume pas, couverte d'un paralumière en porcelaine ou en verre mat qui éclaire encore la chambre assez pour n'avoir pas une lumière trop forte. Ajoutons que l'avarice est punie sévèrement par le dépérissement de la la vue souvent dans un âge peu avancé. On doit éviter la lecture de ces ouvrages imprimés aux stéréotypes, ces dictionnaires *diamants* aux lettres lilluputiennes, ces ouvrages de 36 volumes compris dans un volume.

Aux hommes d'état, aux personnes aisées, aux banquiers, je conseillerais l'exercice du cheval, si salutaire dans un pays découvert ou accidenté, où la vision s'exerce sur des objets éloignés; ainsi la chasse, exercice du corps encore plus convenable, rendant à la vue une certaine force, exerce une influence marquée sur les intestins des hypochondriaques, en leur donnant leur mouvement pérystaltique, et dont les embarras causent aussi très fréquemment des maladies d'yeux.

Les savans, les hommes de lettres, les hommes d'Etat, la bureaucratie, les tailleurs, les cordonniers souffrent souvent des yeux. Après avoir long-temps travaillé, contemplé de petits objets, calculé, colorié, peint à la miniature, gravé et composé, après ce travail fatigant, une promenade d'une demi-heure, et la contemplation des objets grands et éloignés délassent favorablement, les yeux et les rendent propres à de nouvelles fatigues, encore plus en hiver, où l'on travaille dans les chambres chauffées, ce qui fait monter encore plus le sang vers la tête. Ce moyen bien simple donne une nouvelle vigueur à la vue, et produit ainsi de très salutaires effets.

On doit plus ménager les yeux bruns ou foncés en général, et se tenir en garde dans l'emploi de la vue avec de tels yeux. Les gris ou bleus, supportent un travail plus assidu ; les bruns sont particulièrement disposés aux cataractes et à l'amaurose, encore plus les yeux myopes bien pompés. En regardant avec un œil seulement, on devient louche. Les enfants nouveau-nés ne doivent pas être exposés à une lumière trop vive ; on ne doit pas à côté, ou au dessus de leur berceau, placer quelques objets luisants, tels que miroirs, dorures que l'enfant regarde avidemment à son réveil. Si cela arrive souvent, le muscle érecteur éprouve un tiraillement pénible, ou les muscles obliques se contractent si fortement et d'une manière si durable, qu'il s'ensuit naturellement une habitude à loucher. Il faut exercer leur vue à regarder de loin les objets de la campagne, les horizons éloignés, et ne pas les enfermer toujours dans des chambres ou dans des berceaux drappés de rideaux; ces mauvaises habitudes augmentent la foule des myopes.

A quoi sert à tant de filles aimables, à des femmes respectables, d'avoir sacrifié leurs beaux jours à cultiver avec opiniâtreté des talens d'agrément, souvent abandonnés à la naissance du premier enfant, pendant que les enfants des gens peu aisés jouissent du grand air et passent la plus grande partie de leur jeunesse à la campagne, en face des objets variés de la nature, toujours si riche et si salutaire à l'organe de la vue?

Les enfants des pauvres perdent quelquefois la vue, par le refroidissement pendant le baptême, et par l'aspersion avec de l'eau très-froide en hiver. Il se déclare une ophthalmie purulente, qui détruit en peu de temps l'organe si précieux de la vue, à l'entrée du pauvre enfant dans la vie orageuse de l'homme. En Espagne, on a fait une loi que les Cortès ont discutée gravement, et qui ordonne aux curés de baptiser à l'eau tiède, pendant l'hiver, les enfants des pauvres. Pourquoi en France, climat beaucoup plus froid, néglige-t-on cette partie de la santé publique. (*)

Le jeu de billard est, après le dîner, une récréation très propice; il exerce la vue et la justesse de la main, délasse l'esprit et agit favorablement sur la di-

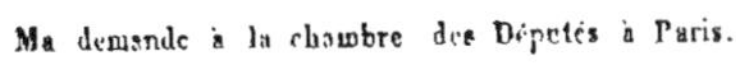

(*) Voyez, note III : Ma demande à la chambre des Députés à Paris.

gestion et sur la santé par le mouvement continuel et modéré; le roulement des bilies, avec leur chances nouvelles et la couleur (vert-tendre) du billard sont également bienfaisantes pour les yeux.

Le bon spectacle, combiné avec la musique, est un moyen très propre à délasser les yeux et l'esprit après un long travail; les tableaux mouvants, les contrastes frappans, la réprésentation animée récréent singulièrement la vue. Il faut seulement faire en sorte d'éviter la clarté directe du lustre et des quinquets, en se plaçant au parterre ou aux premières; car les étages plus élévés sont moins, favorables.

Le jeu d'échecs est peu salutaire par la contemplation et la position assise, et moins encore le jeu de cartes, surtout quand les yeux ont été fatigués pendant le jour, et que les passions qui y sont vivement engagées, déploient leur véhémence.

La danse devient quelquefois nuisible aux yeux par la poussière subtile qui s'élève dans un mauvais local, et rend les yeux inhabiles à un travail pénible.

Les personnes qui ont des *yeux faibles*, doivent observer encore plus strictement les conseils ici donnés; il ne faut pas qu'elles évitent toujours la lumière, mais seulement quand elles sont forcées de se tenir près d'une chandelle ou d'une lampe; elles doivent adoucir la trop grande clarté, pour prévenir l'irritation opiniâtre qu'elle pourrait occasionner, par des paralumières de tafetas vert portatifs qui peuvent se poser devant la bougie. Il leur faut un régime modéré, peu échauffant, de la modération dans le travail et un exercice journalier en plein air. En marchant l'hiver dans les neiges, ou l'été dans le grand soleil, il convient qu'elles fassent usage des verres optiques de couleur un peu plus foncée, qu'elles se tiennent les yeux bien propres, en les lavant avec de l'eau appropriée à leur état. Elles doivent aussi employer la plus grande clarté aux occupations qui demandent une grande tension de la vue, et remettre au soir les plus légères, choisir un papier a écrire, plus bleuâtre que blanc, une impression à grands types; il faut qu'elles n'écrivent pas d'une manière trop fine ou trop serrée, et qu'elles ne suivent pas ces mauvaises habitudes des Anglais qui écrivent leurs lettres en petits caractères en deux directions, qui éblouissent entièrement la vue.

La gymnastique employée avec les précautions nécessaires, est très salutaire aux jeunes gens, ainsi qu'aux jeunes demoiselles; la natation, en été, est peut-être l'exercice le plus favorable, en fortifiant le corps et en le développant d'une manière étonnante. J'accompagnai le duc de Reichtadt dans l'école de natation de Vienne, pendant un été; l'année suivante il avait pris un développement si rapide, qu'il est difficile de comprendre comment l'on ne fait pas plus d'usage de la natation pour la jeunesse. J'ai contribué beaucoup à former, à Paris, une école de natation pour les jeunes dames, se servant de ce moyen curatif avec un rare succès dans un grand nombre d'affections, autres que celles des yeux, telles que les chloroses, les pertes sanguines, l'aménorrhée. En même temps, elles apprennent un exercice qui leur peut devenir très utile. J'ai vu ainsi pendant les grandes fêtes de Pau, deux demoiselles anglaises, qui, en se promenant dans une nacelle, tombèrent dans le Gave, et se sauvèrent par ce moyen. A Bordeaux, on a établi, depuis peu une école de natation pour les dames.

L'éducation des enfants de nos jours est contraire à la conservation de la vue, parce qu'on les occupe sans relâche à écrire, à dessiner, à coudre, à broder en soie, en perles, à lire la musique, à la lumière artificielle.

La gymnastique en plein air est interdite aux jeunes filles excédées de fatigues; elles n'osent pas se plaindre de leurs yeux. On élève les enfants de la haute classe, comme des fruits de serres chaudes, qui demeurent sans vigueur et sans goût, et qu'un vent du nord, hélas! peut moissonner dans leur floraison.

Après de graves maladies inflammatoires ou catarrhales, on doit ménager les yeux. Une de plus fâcheuses habitudes des personnes convalescentes est, pour se distraire, de lire du matin jusqu'au soir; en récréant leur esprit, elles affaiblissent la tête qui réagit sur la vue; au contraire un exercice modéré dans le grand air, l'aspect de la campagne, des montagnes, une conversation spirituelle, la distraction et l'éloignement de l'ennui contribueront mieux au rétablissement de leur santé.

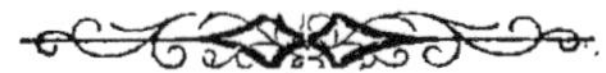

II.

DE LA SURDITÉ.

Soins à donner aux Oreilles, pour conserver l'Ouïe dans le meilleur état, et sur plusieurs maladies auriculaires en général.

> L'oreille est l'appareil le plus complexe de l'organisation, l'instrument acoustique le plus parfait, qu'aucune intelligence n'a jamais pu imiter. Si l'oreille n'entend plus, l'œil ne voit plus, l'homme n'a qu'un moment à vivre.

Les règles des soins que demande l'entretien de l'organe auditif, sont puisées dans les principes de la diététique; ordinairement ils sont négligés tant que l'ouie à encore toute sa finesse, ou que l'on croit au moins qu'elle la possède, on ne suit guères les règles de prudence, pour la maintenir dans une situation favorable. Il est surtout nécessaire de bien surveiller deux agents nuisibles, le froid et le bruit, lorsqu'un état morbide s'est développé dans l'oreille.

Le froid, qu'elle que soit sa forme d'application, agit d'une manière préjudiciable sur le nerf acoustique, et sur les parties membraneuses qui souffrent par suite du défaut de sang et de chaleur vitale. Autant que l'eau froide est salutaire et fortifiante pour les yeux, autant elle est nuisible aux oreilles, et il faut l'éviter avec le plus grand soin. On doit les protéger pendant le temps humide, froid et orageux, par du coton, imbibé de quelques gouttes d'huile acoustique.

Quand on prend des bains de rivière, de mer ou des douches, il faut entourer les oreilles avec une coiffe de taffetas ciré, et se garder de plonger.

On doit tenir bien propre l'organe auditif. Le cerumen, ou beurre de l'oreille, devient quelquefois acre, et obstrue le méat auditif, il faut le nettoyer au moyen des injections, d'eau tiède. J'ai trouvé souvent les deux oreilles obstruées par des bouchons de cerumen épaissi, quelquefois même ossifié ; je fis l'extraction et je guéris ainsi en peu de minutes des surdités et des bourdonnements, qui ont résisté 20 ou 30 ans à toute autre médication. Il faut porter quelque attention à l'emploi des cure-oreilles, des épingles; quelquefois les personnes croient avoir le tympan percé, mais sa grande sensibilité, la courbure coudée du conduit auditif rend presque impossible une perforation accidentelle, qui est plutôt la suite d'une inflammation antérieure, ordinairement des maladies scrophuleuses qui détruisent quelquefois par la carie, les parties osseuses de l'oreille. Ainsi j'ai vu sortir et j'ai récueilli toute la chaine des petits osselets, la perte du marteau, de l'enclume et de l'os lenticulaire, accompagné de la perforation du tympan, sans que l'ouïe affaiblie ait été détruite. Mais la sortie de l'os l'étrier a été toujours très fâcheuse suivie d'une surdité ; car sa chute détermine la déchirure de la mambrane de la fenêtre ovale, le second tympan de la caisse du tambour, et la perte des liquides de la Para-et-Endolymphe et la paralysie du nerf acoustique.

Les bourdonnements, qui se développent assez souvent chez les sourds, sont leur plus grand supplice. Ils sont toujours plus violents à l'oreille qui a été sourde en premier lieu ; ce sont des bruits sourds semblables au brisement des flots de la mer, à la pluie ou au vent qui agite les feuilles, aux bourdonnements des insectes, aux sons des cloches, aux gazouillements des oiseaux, aux sifflements et aux bouillonnement d'une theirie. Ces bruits variés se font sentir quelquefois presque dans la tête; alors les malades ne savent plus dans laquelle des deux oreilles ils siégent véritablement, ils les placent plutôt dans la tête, que dans l'organe auditif.

Les malades affectés d'inflammations d'oreilles ou de surdités nerveuses avec éréthisme, sont souvent très sensibles. Ils croient sentir le mouvement d'une mouche dans l'oreille, avoir un bouchon, une soupape devant l'oreille. Ils pensent qu'il suffit de les enlever pour que l'ouïe redevienne bonne; ils entendent des craquemens répétés. Souvent un claquement subit, provoqué par un violent exercice, fait cesser un engouement de la trompe d'Eustache. La surdité peut alors être guérie rapidement. D'autres malades croient sentir un insecte qui voltige dans l'oreille, ou éprouvent la sensation d'avoir le tympan comme du parchemin, dur et insensible; d'autres s'imaginent avoir l'oreille percée. Souvent des bruits de tambours, de trompettes, des voitures qui passent avec fracas, le son des cloches, excitent tellement le nerf acoustique, que quelques sourds sentent un soulagement; ainsi, M. R. de St.-Félix m'assura qu'il entend beaucoup mieux, quand la voiture roule avec rapidité, que quand elle marche lentement. Quelques sourds ne peuvent pas supporter une voix claire et perçante qui cause même de la douleur, tandis qu'une voix métallique, sonore, pleine, peu élevée leur est agréable. Si le sourd peut, en même temps, observer les mouvements des lèvres et l'impression de la physionomie, les paroles sont facilement comprises et il peut avec une grande attention, si bien cacher son infirmité, que l'on croit seulement que les relations ordinaires de la vie deviennent plus difficiles pour lui.

Les maladies des oreilles sont bien plus communes, qu'on ne le croit généralement. Beaucoup de personnes, de crainte de fatiguer leur entourage par leur surdité, cherchent et parviennent à compenser par une attention plus grande ce que l'ouie à perdu en finesse. Il arrive ainsi qu'on doute de l'existence de la surdité commençante. On y voit seulement une personne distraite. On traite l'examen de l'ouie de la manière la plus légère; on la croit bonne, tant que le malade peut encore entretenir ses rapports sociaux. Les personnes, qui entendent très mal d'une oreille et très bien de l'autre, croient inutile l'examen attentif de l'oreille malade. Une montre de poche dévoilera bien cette faiblesse. On mesure la distance d'où la bonne oreille entend la montre, et celle pour l'oreille malade, et on trouvera facilement une différence; car la voix humaine que l'on entend plus ou moins bien, n'est jamais une mesure certaine pour les changemens de la portée de l'ouie. En procédant ainsi, il faut toujours choisir à peu près la même tranquillité et la même direction. L'ouie est saine et normale, si le son d'une forte montre peut être perçu à 30 pieds de distance. Il ne faut jamais faire cet examen après une séance ou après une injection. On peut mesurer l'ouie de la manière la plus rigoureuse, avec l'Acoumètre que j'ai inventé.

Les affections de l'oreille externe, sont plus communes au jeune âge, et plus faciles à guérir. Chez les vieillards, c'est l'oreille interne ou moyenne qui est souffrante par la faiblesse des nerfs acoustiques, les fièvres nerveuses, et les affections tristes de l'ame affaiblissent en général l'ouïe, et provoquent une surdité passagère. Elles exercent même une influence nuisible sur la vitalité des nerfs auditifs. Lorsque les malades ont légèrement transpiré, ou qu'ils sont échauffés par un exercice violent; lorsqu'ils ont craché beaucoup de mucosités, ou qu'ils sont sous l'influence de la vie active] des voyages, d'un air sain, des sentiments gais et du contentement, leur état s'améliore. Le refroidissement, le temps sombre, orageux, la colère, l'inquiétude, les chagrins, les larmes, une vie sédentaire, les veilles, le coït démesuré, comme tout épuisement matériel ou dynanique, les grands efforts d'esprit, les saignées repétées, les diarrhés, des mauvaises habitudes énervantes, des soufflets fortement appliqués, l'explosion de pièces d'artillerie, des poudrières, occasionnent une surdité nerveuse complète, où les malades n'entendent même plus les sons que les temporaux, les os du palais et d'autres conducteurs solides amènent encore à l'oreille.

Il est certain qu'un grand nombre d'individus ont une prédisposition héréditaire aux affections des oreilles. Il y a des familles où plusieurs et même tous les membres souffrent plus ou moins de la surdité. Souvent les filles en sont exemptes et les garçons en sont affectés. J'ai été consulté par M. Mol** de Castres, dont les enfants nés dans l'ordre 3, 5, 7 et 8 sont nés sourds-muets; Mme Vig** de St-Félix, elle-même affectée autrefois d'une ambliopie amaurotique, avait son 3, 5 et 7 enfants amaurotiques ou cataractés.

Aucun auteur n'a cité un exemple où la surdité-mutisme se propageât par hérédité à tous les enfants. MM. Itard, Deleau, Krammer, nient ce fait. Je suis le premier, qui d'après mon habitude de voir autant que possible tous les sourds, ai trouvé un exemple convaincant de cette fâcheuse succession. M. A* tailleur de Castres, a épousé une sourde-muette, et ses enfants, qui sont tous sourds-muets, sont placés dans les établissements publics de cette ville et de celle d'Albi. M. G... rue des lois à Toulouse, habile artisan, a épousé une femme sourde-muette, et a des enfants dont l'ouïe est aussi très-faible. M. N.. sourd-muet a enlevé une sourde-muette, et dans le procès qui a eu lieu un sourd-muet très-distingué de Paris, le professeur Berthier, a plaidé pour eux avec beaucoup de talent. Plusieurs maires ont voulu refuser de célébrer le mariage de sourds-muets entr'eux. Ordinairement les professeurs de l'institut des sourds-muets le plus voisin, sont appelés à exprimer la volonté des contractans muets.

Le bruit et la détonation des canons ne peuvent pas déchirer le tympan, qui est tenu assez fortement par l'apophyse du marteau par derrière; mais ils peuvent, comme les sons perçants des trompettes, des cors, des tymballes, de tous les instruments de cuivre, de forts siflements, surexciter les nerfs acoustiques, les irriter, les affaiblir, et provoquer ainsi des bourdonnements plus ou moins violents, et une surdité considérable.

Une des plus fâcheuses habitudes, particulièrement au midi de la France, c'est de faire porter aux enfants dans le jeune âge des bonnets de nuit serrés, qui lient avec force les oreilles sur le crâne; il en est de même des coiffes et des cheveux liés des femmes, qui compriment de la même manière les oreilles, et rapprochent tellement leur pavillon sur les temporaux, qu'ils sont presque collés dessus. elles deviennent aussi applaties et aussi minces que du papier; les muscles par défaut d'exercice perdent leur mobilité volontaire, et la surdité partielle se déclare. La nature nous a donné une contre-indication de cette désastreuse habitude; car nous oublions que les sourds peuvent se donner un soulagement momentané en portant le pavillon de l'oreille en avant avec la paume de la main, et en recueillant ainsi un plus grand nombre d'ondes sonores. On a également remarqué que l'ouïe est beaucoup plus fine chez les peuples sauvages et chez les enfants allemands et anglais, dont la tête reste plus découverte. Les animaux doués d'une ouïe très-fine ont le pavillon des oreilles très-développé.

En employant des *cornets acoustiques*, il faut les choisir convenables à chaque affection. La force que ces instruments en métal donnent au son, détruit tout à fait la clarté, et on pourrait exposer même le nerf à un dépérissement par la violence des sons. Les cornets doivent être appropriés à la surdité qui dépend d'une plus ou moins grande faiblesse du nerf acoustique, d'une maladie, ou d'une déformation de l'oreille externe; ainsi j'ai remplacé quelquefois le pavillon, perdu par des accidents, avec des conques artificielles où des oreillons; j'ai inventé aussi un cornet mobile pour faciliter la conversation avec des personnes très-éloignées, qui grosisit les sons de la voix la plus basse en les concentrant. Un entonoir les recueille et les conduit dans une espèce d'oreille artificielle, imitant celle de la nature.

On ne peut presque rien espérer des efforts de la nature ou du développement des jeunes personnes pour guérir les affections des oreilles, car elles sont placées dans un siége dur et reçoivent peu de liquides. Des médecins peu initiés et peu familiarisés dans les maladies des oreilles, consolent souvent les malades, en leur faisant croire qu'un écoulement de l'oreille est un remède pour toutes sortes d'humeurs acres, qu'on ne doit pas guérir, et qu'elles peuvent exister toute la vie sans nuire à la finesse de l'oreille; ou ils les engagent à attendre tout du temps, qui ne les guérit jamais, pour couvrir leur ignorance et leur incapacité. J'ai vu des malades négliger de chercher des secours, avant que leur maladies soient devenues presque incurables, et ne s'y décider que quand ils ont perdu le vain espoir d'une guérison spontanée. Ils s'adressent alors à l'*homoeopathie*, à la *hydrosupathie*, à de hautes célébrités médicales qui, souvent favorisées par une grande renommée, possèdent les connaissances les plus superficielles sur les maladies des oreilles, et préfèrent des spéculations théoriques, plutôt que de jeter les yeux sur l'oreille exposée à notre investigation. Ils apportent la plus grande négligence dans l'examen local et ignorant l'art d'employer avec avantage les deux principaux moyens d'un bon diagnose, l'*exploration locale* de l'oreille, au moyen du spéculum et le *cathétérisme des trompes d'Eustache*, une des plus délicates opérations de la chirurgie moderne qui demande des connaissances anatomiques profondes, et une grande pratique.

On doit au hasard la découverte de la dernière opération, une des plus intéressantes de la médecine Auriculaire. Ce fut un maître de poste de Versailles, M. Gujot, affecté d'une surdité très génante, qui trouva, le premier, le moyen de sonder par la bouche la trompe d'Eustache ; cette voie très génante, abandonnée, a été remplacée par celle des méats nasaux inférieurs et moyens. J'ai démontré alleurs assez clairement l'avantage de la voie du méat, et l'emploi de mes sondes en argent remplaçant les sondes flexibles de M. Deleau, qui conviennent peu, et provoquent même plus de chatouillements en retirant le mandarin. L'école de Montpellier partage entièrement mon opinion à cet égard.

Le traitement de l'oreille, moyen interne, s'appuie sur l'application de cette opération, car le méat auditif externe est fermé par le tympan. On ne peut que par le cathétérisme des trompes reconnaître l'état de l'oreille interne et de la caisse du tambour. Si cette cavité ne communique avec l'arrière bouche par les trompes, s'il est engouée ou obstruée par les mucosités, qui humectent la surface interne de la caisse, l'air ne tardera pas a disparaître ; il ne se renouvellera plus, la caisse perdra son ressort. Il en sera alors de cette cavité comme d'une cloche, sous laquelle on a fait le vide, et à travers laquelle les rayons sonorent ne se propagent que très difficillement; les vibrations du tympan ne se transmettront aussi que très difficilement au nerf acoustique. Cela nous explique facilement, comment l'obstruction de ces conduits peut devenir une cause principale de la surdité, et le libre passage de l'air, le moyen de sa guérison. Souvent l'hémospasie * a produit les plus heureux résultats dans le traitement des maladies des oreilles.

* Voyez note 1.

Les médecins abandonnent la guérison des maladies des oreilles à l'aveugle hasard. Iis ordonnent des traitements, qui ébranlent seulement la constitution de leurs malades et dissipent leurs forces, appliquent sur le tympan enflammé les liquides les plus irritants. Combien de fois ont-ils voulu guérir la perforation du tympan par la teinture de Myrthe, huile de Cajaput ! ils regardent souvent le Cérumen comme une malpropreté et la suite de la négligence des malades à se nettoyer les oreilles, tandis qu'il est le produit morbide de la maladie. Ils prescrivent une foule de remèdes externes et internes les plus contraires, mais sanctionnés par l'ancienne routine. On peut crier miracle, quand on voit un malade sortir de leurs mains, guéri d'une maladie qu'ils ne connaissent pas.

C'est ce qui explique pourquoi tant d'affections des oreilles, si aisées à détruire au commencement, et par un traitement rationel, restent sans guérison.

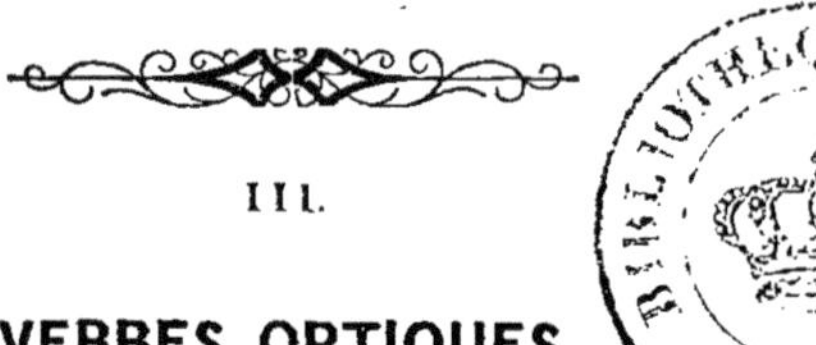

III.

VERRES OPTIQUES.

Les verres optiques sont des instruments physiques que l'on place devant les yeux pour accroitre la puissance visuelle de l'œil, pour remédier aux vices de la conformation, et dont les surfaces sont disposées de façon à augmenter ou à diminuer la divergence des rayons qui les traversent. Par ce moyen un habile médecin oculiste, ayant acquis de l'expérience par de fréquentes applications dans l'art de les approprier convenablement aux diverses altérations de la vue, peut prévenir plusieurs maladies ou même les guérir, sans avoir recours aux opérations sanglantes ou aux traitements douloureux. Ce nouveau systême, basé sur un examen intelligent de la conformation des yeux, et sur une manière ingénieuse de les changer de temps en temps, d'après les différentes infirmités de la vue, susceptibles d'être modifiées par des verres optiques, est un véritable progrès scientifique de notre siècle. Le médecin-oculiste qui connait bien l'anatomie de l'œil, ses parties constitutives, le mécanisme de la vision et l'achromatisme des verres, doit seul faire la première fois le choix des verres nécessaires aux personnes qui lui accordent leur confiance. La conservation de la vue est si inappréciable et si délicate, qu'on ne saurait apporter trop de précaution, de réserve et de prudence dans le choix des lunettes ; car il est une infinité d'exemples où des personnes jeunes et dans la force de l'âge ont affaibli la retine dans l'espace d'une année, par l'emploi continuel des mauvais verres. L'instrution nécessaire manque trop souvent à l'orfèvre, à l'opticien et encore plus à cette foule de marchands ambulans de lunettes qui, n'ayant aucune notion préliminaire, débitent leur marchandise dans leur intérêt commercial.

TOULOUSE, Typographie de LAGARRIGUE, rue des Balances, 47.

Je recommande aux personnes aisées qui viennent me consulter, des lunettes particulières pour *le jour*, d'autres pour *le soir* et d'autres pour le ***grand soleil***, ou les neiges d'hiver. Les presbytes ou les myopes, dont la force de la retine est relâchée ou émoussée, et a besoin d'être stimulée par une lumière plus intense, pour remplir convenablement ses fonctions, doivent employer, pour les travaux du soir, des lunettes particulières, qui fassent voir les objets sous une lumière plus vive et les grossissent un peu plus que celles du jour. Il leur faut donc des lunettes d'un autre foyer que celles dont on se sert pendant le jour. Dans ce cas, il ne faut jamais confondre ces lunettes du jour, du soir ou du soleil.

Si les personnes ne peuvent pas venir me voir, pour être fixées sur le choix des lunettes, il faut qu'elles placent entre leurs dents l'extrémité d'un mètre ayant son échelle millimètre, ou simplement un fil ; elles mettront alors sur la ligne graduée ou sur le fil une feuille de papier où sont imprimés de gros caractères, comme ceux d'une affiche de théâtre, du titre d'un livre, la placeront à différentes distances de leurs yeux, et chercheront si elles ne peuvent pas distinguer facilement, à l'œil nu, l'une ou l'autre des lettres. Rien n'est plus facile que de mesurer pour l'œil la distance où il cesse de pouvoir lire, et celle où chaque organe peut exercer simultanément ou séparément la vision. Je peux, après ces données, leur faire confectionner les lunettes nécessaires. Un verre ou simple morceau de verre de lunettes, dont la personne se sert habituellement, n'eût-il que deux lignes de diamètre, me suffit pour reconnaître le foyer.

Les verres optiques de première qualité doivent être incolores, sans bulles, sans rayures et confectionnés d'une matière très-pure. Ils doivent être bien taillés et bien polis. Mes verres de crystal sont très-blancs et si durs qu'on peut écrire avec eux comme avec un diamant sur les verres des lunettes communes. Deux de mes savants compatriotes, MM. Uzschneider et Reichenbach, à Munich, m'ont fourni les meilleurs verres de Chrom, d'une rare pureté ; ils en ont porté la perfection au plus haut degré ; ils en fabriquent d'une dimension énorme et d'une qualité parfaite. Des particules d'air, introduites dans la masse, provoquent des bulles, qui leur font perdre, dans la fusion, une valeur de 30,000 fr. ; mais si elle réussit bien, le produit s'élèvera à 120,000 fr. M. Uzschneider, garanti par un masque en verre contre les vapeurs arsénicales qui, malgré cette précaution, ont attaqué déjà sa santé, fait lui-même les derniers mélanges. Ses verres azurés, comme ceux de M. Chevalier, à Paris, sont d'une rare perfection. Les verres coloriés, en général, doivent être toujours d'une teinte très délicate, verdâtre, ou bleu-zéphir, et cette teinte doit être très-également répartie sur leur surface.

Beaucoup de médecins et d'opticiens distingués pensent que les verres bleus ou verts foncés fortifient les yeux sains, ou du moins les conservent ; c'est une opinion tout à fait erronée. Ces verres optiques doivent être portés seulement par les personnes affectées de photophobie, de certaines amauroses, d'opthalmies aiguës où la sensibilité est augmentée à un haut degré. Leur usage continu pour des yeux faibles est plus nuisible qu'utile ; car ils obscurcissent les objets, les représentent autrement qu'ils ne sont en effet, et leur donnent un air terne ; en ne laissant pénétrer dans l'œil que des rayons peu distincts et peu nombreux, et contenant plus de matière colorante ils peuvent même occasionner une faiblesse de vue ; ils garantissent l'œil en modérant la lumière, mais ce soulagement n'est qu'apparent et se trouve annihilé par les efforts plus grands que les malades sont obligés de faire pour apercevoir distinctement les objets de petite dimension. Les yeux affaiblis perdent encore l'habitude de la lumière naturelle, ce qui entretient la photophobie et leur grande sensibilité. Si l'on a longtemps porté ces lunettes foncées, on ne peut plus supporter la clarté du jour ; il en est de même d'une personne qui sortant d'un appartement très-sombre, ou le matin, d'une chambre à coucher, pour s'exposer au grand soleil, se croit presque aveuglée. Elles ont encore l'inconvénient que, si par la suite, l'œil s'applatit de plus en plus, la presbyopie augmente, et, avec elle, il faut des verres plus convexes et plus épais, par conséquent moins transparents. Je conseille à tous les malades qui se sont servis longtemps de ces lunettes, de s'en défaire peu à peu, en prenant des verres d'une couleur moins foncée, jusqu'à ce qu'ils soient enfin en état de voir aisément, au moyen de la lumière naturelle ou avec des verres d'une teinte très-pâle.

Les verres foncés sont portés avec avantage par les ouvriers qui travaillent devant un grand feu, et par les astronomes. J'ai observé à Paris une quantité plus considérable d'ophthalmies après de grands feux d'artifice, des éclipses de soleil que l'on doit seulement observer avec des verres très coloriés en violet. Plusieurs astronomes sont même devenus aveugles en considérant trop longtemps le soleil, la lune et les étoiles, sans lunettes d'approche en verre colorié. Je donne le même conseil aux voyageurs parcourant, en hiver, des champs neigeux au nord de l'Europe. Ainsi, les Esquimaux, pour courir sur des neiges, se servent de lunettes à embout, percées d'un petit trou central. Les verres optiques (vert foncé) sont fort recommandés aux personnes qui font de longues excursions sur les hautes montagnes, pour se garantir contre la forte reflexion des rayons lumineux sur des plaines couvertes de neige.

J'ai senti, moi-même, au mois d'oût 1843, en faisant l'ascension de la brêche de Roland et du Mont Perdu, la réfraction énorme de ces neiges éternelles, amassées en grande quantité, et de cette blancheur éclatante imitant la couleur des diamants. Mon guide ayant perdu mes lunettes vertes, nous marchames, sans ce moyen préservatif, pendant seize heures sur ces hautes régions couvertes de glaciers et d'abondantes neiges qui, cette année, y ont été encore accumulées dans une quantité effrayante pour le voyageur le plus intrépide. La peau de mes lèvres tomba comme des feuilles de papier, et n'ayant pas des voiles verts pour prévenir ces accidents, nos figures prirent en peu de temps la phyisionomie des fiévreux.

Il fallut donner sur la cime du Mont perdu quelques moments de repos à nos yeux, pour pouvoir admirer cet imposant spectacle qui se déploya sous nos pieds. Un pareil embarras visuel m'a été causé au Pic du Midi de Bigorre, en contemplant les différents effets du soleil et ces grandes masses de feu qui commencèrent à se répandre de l'Orient, après que nous fûmes montés vers le Pic, pendant cinq heures, dans une obscurité plus ou moins complète. La relation * de cette ascension, en quelque sorte curieuse par quelques observations optiques, et favorisée par le plus beau temps, pourrait offrir quelque intérêt à beaucoup de mes lecteurs, particulièrement à ceux qui ont fait ce voyage aérien à une mauvaise époque. Deux fois j'ai gravi moi-même le Pic sans voir autre chose que des brouillards, ou par moment, quelques cimes neigeuses derrière les voiles vaporeux un peu éclaircis.

* Voyez note IV, à la fin.

Chaque fois que j'ai dirigé, dans mes loisirs, mes promenades sur les points élevés de Bayonne, de Pau, de Tarbes et de Toulouse, je me suis rappelé, à la vue du Pic, qui domine toute la chaîne des Pyrénées et se dessine encore mieux de loin, les précieux souvenirs de cet épisode de ma vie, les belles journées et les délicieux moments passés sur leurs cimes, dans leur vallées, à leurs sources salutaires; et comme le jeune soldat, placé sous un commandement trop dur et trop sévère, est pris quelquefois de la nostalgie ou de cet amour sacré pour la terre natale, de même la vue des Pyrénées provoqua chez moi, fils des montagnes, une espèce de mélancolie nostalgique, qui m'attire, chaque année involontairement vers ces monts fameux, que j'ai visités dans toute leur étendue, pendant plusieurs années, de Perpignan jusqu'à Bayonne, et qui offrent au voyageur un peu impressionnable des scènes pittoresques d'une beauté et d'une grandeur, qu'on ne saurait trouver nulle part dans la Suisse, telles que le port de Venasque, le lac de Séculéjo, les cirques de Troumouse, de Gavarni, le lac de Gaube, les pittoresques vallées d'Argelez, de Cauterets, de Luz, de Barèges et de Marcadau, avec sa longue suite de cascades, et son beau pont d'Espagne.

IV.

QUELQUES NOTICES SUR LES MALADIES DES YEUX.

Amauroses, et ophthalmies spécifiques.

Pour guérir les diverses maladies des yeux et particulièrement les ophthalmies, il faut que l'oculiste soit aussi bon médecin. Comment pourrait-il autrement guérir les scrophules, les dartres, les rhumatismes, qui sont la cause de ces maladies? Dans ces affections, mon traitement spécial a été souvent couronné du succès le plus brillant et le plus incontestable. Encore presque inconnue, malgré sa haute importance, l'*hémospasie* m'a aidé d'une manière remarquable; et pendant que les saignées, si souvent répétées, ont presque toujours diminué la vue, il m'a été permis d'attaquer les maladies oculaires regardées presque comme incurables et désespérés, avec plein succès et sans suites secondaires fâcheuses. J'ai trouvé en elle un moyen efficace pour modifier cette terrible maladie, l'*amaurose* ou goutte sereine. Sous l'influence de mes appareils hémospasiques, j'ai vu des pupilles entièrement immobiles et tellement larges, que l'iris avait presque disparu, se rétrécir et se dilater, et j'en ai obtenu des résultats merveilleux, que rien ne pouvait faire prévoir. De même que les docteurs Junod et Bonnard, à Paris, je me suis convaincu que cette triste maladie est assez souvent congestive, pendant que la plupart des médecins n'y voient qu'une paralysie et la traitent en conséquence.

Ils déclarent toujours le pronostic le plus grave, regardant cette affection comme une des plus rebelles et des plus inguérissables ; funeste prévention, derrière laquelle s'abritent un grand nombre de médecins qui n'ont jamais étudié par eux-mêmes spécialement les maladies des yeux, et qui, étrangers au progrès ultérieur de la science, sont presque toujours incapables de différencier une amaurose d'une cataracte. Tout dépend de la valeur d'un bon diagnostic; celui de la cataracte ou de l'amaurose commançante est souvent même assez difficile pour l'oculiste habile ; ces deux affections se bornent, dès l'invasion, à des troubles des fonctions visuelles, communes aux deux maladies Pour trouver le siége de l'affection, source si variée, si dissemblable dans sa nature, il faut remonter aux causes de la maladie; ainsi une pupille très rétrécie fait conclure à une paralysie de la cinquième paire de nerfs, une très dilatée, à celle du nerf optique. J'ai découvert une sorte de réactif pour déterminer, dans la première séance, si la maladie est guérissable et la vision possible à rétablir.

Les diverses amauroses asthéniques nerveuses avaient été déclarées formellement incurables dans les hôpitaux. C'est le motif pour lequel les médecins, même les plus distingués, n'entreprennent qu'avec répugnance le traitement des amauroses et c'est pourquoi cette partie si importante de l'ophthalmalogie est encore si peu avancée. La nature de la maladie échappe malheureusement trop souvent à leur diagnostic. Le malade et le médecin perdent patience le plus souvent, car cette espèce d'amaurose demande beaucoup plus de temps que toutes les autres. Mes observations de guérison dans cette maladie sont également confirmées par les ouvrages de MM. les docteurs Sanson, Velpeau et Petrequin, chirurgien en chef de l'hôpital de Lyon, et le docteur Sichel.

V.

PUPILLE ARTIFICIELLE, TAIES ET CATARACTES.

La pupille artificielle, la plus difficile et la plus délicate opération, dont la réussite dépend d'une foule de circonstances insignifiantes, hors de la volonté de l'opérateur, est l'ouverture pratiquée par l'art sur un point quelconque du champ irien, alors que la pupille naturelle est obstruée ou fermée par de fausses membranes. Souvent une cornée presque entièrement obscurcie laisse peu d'espace lucide ou transparent pour la pratiquer, et la chambre antérieure est souvent effacée. On ouvre la cornée à sa grande circonférence, comme pour l'extraction de la cataracte, on décolle ou on incise l'iris dans l'œil même. Quelquefois je me suis servi du crystallin que j'abaisse toujours comme un tympan vivant, pour faire tenir ouverts les bords de la plaie de l'iris, qui se ferment si facilement et en peu de temps après l'opération. Elle surpasse en délicatesse et en difficultés toutes celles que les maladies des yeux réclament, et qui ne doivent être pratiquées que par des mains habiles et très exercées. Cette opération est de date toute récente, Beer, Scarpa, lui ont donné, par leurs heureuses inventions, toute l'importance qu'elle présente aujourd'hui.

Beaucoup de médecins confondent les *taies* ou taches de la cornée, les *nuages*, l'*albugo* et le *leucome*. — Les nuages ont une ressemblance avec ceux du ciel, mais ils sont plus légers et moins épais que les autres taches. L'albugo, d'une couleur crayeuse blanche, légérement nacrée, plus opaque au centre qu'à la circonférence, irrégulière, dépend de l'épanchement d'une lymphe dense et concressible entre les lames de la cornée. Le leucome d'un blanc plus tranché, plus profondément situé, souvent élevé au-dessus du niveau de la cornée, et accompagné de petits vaisseaux, d'une couleur plus mâte, est souvent le résultat de la plaie irrégulière d'un ulcère qui a rongé une partie de la cornée. C'est une cicatrice avec dégénérescence de cette membrane, pendant que le reste de l'œil ne paraît pas être affecté.

Le *pterigion* est une excroissance ou épaississement de la conjonctive, de forme triangulaire ou d'ailes d'oiseaux, qui a sa base à l'angle externe, quelquefois double sur le même œil. L'*hypopion* est un amas de matière purulente qui se forme dans la chambre antérieure et flotte dans l'humeur aqueuse et quelquefois même dans la chambre postérieure, formée ordinairement après des ophtalmies aiguës internes, la taraxis, chemosis, et après l'opération de la cataracte.

La *Cataracte*, ou l'opacité du système cristallin, est une maladie grave, dont l'homme est affligé particulièrement au retour de l'âge. C'est comme un voile membraneux, plus ou moins épais, tendu devant le nerf optique et son embranchement, la rétine, qui ne permet plus d'apprécier le jour. Cette maladie affecte souvent les personnes exposées à l'action d'une vive lumière ou d'un feu ardent, ou celles qui sont forcées de faire continuellement usage de loupes, de perspectives ou de télescopes, ou de fixer de très petits objets métalliques.

A cause de la fréquence des cataractes, l'opération de cette funeste maladie est une des plus brillantes découvertes dont l'esprit humain et les sciences médicales puissent s'énorgueillir : car l'habile opérateur, sans verser du sang, et presque sans douleur, rétablit le plus précieux présent dont le bienfaisant créateur nous ait gratifiés.

Les suites consécutives de cette délicate opération sont combattues par mes appareils avec un succès inconnu jusqu'à présent, et augmentent presque du double les réussites de cette opération. J'ai toujours triomphé de ces accidents inflammatoires si formidables après l'extraction, de ces ophthalmies traumatiques qui se forment quelquefois après les opérations les plus heureuses, en détruisant les bons effets, et entraînent après elles la supuration et l'atrophie de l'œil. J'ai pu même, par ma méthode particulière, dissoudre certaines cataractes sans faire l'opération, et éviter l'instrument tranchant. C'étaient des cataractes capsulaires, commençantes, inflammatoires et secondaires, qui ont cédé aux applications hémospasiques. Les cataractes mûres sont, comme on sait, opérées avec toute la légèreté et la délicatesse qu'exige cette opération.

Je n'ai aucune méthode exclusive ; je fais l'extraction, la rétroversion, le broiement selon les indications curatives ; mais je préfère, comme MM. Dupuytren et Sichel, partout l'abaissement, comme l'opération la plus sûre et la moins dangereuse, et parce qu'aussi on peut opérer cinq à six fois sur le même œil sans inconvénient.

J'opère les enfans aussi jeunes que possible, de dix à vingt-cinq mois, pour les mettre en état de profiter au plus tôt du développement de leur intelligence. Je compte beaucoup de vieillards de l'âge de 75 à 90 ans dans mes opérations les mieux faites, et que j'ai opérés dans toutes les saisons avec le même succès. Donc la saison et l'âge ne sont nullement des obstacles à la réussite des opérations, et la vision se rétablit d'une manière sûre et durable.

Le nombre des malades opérés par moi est très-grand ; le cadre de mes succès s'est tellement agrandi, que si j'en donnais le chiffre, on soupçonnerait l'exagération, ou je donnerais prise à la malveillance.

Je connais des familles entières où cette affection s'est perpétuée de génération en génération, depuis un grand nombre d'années. J'ai trouvé que sur 50 cataractés, 12 ont appartenu à des familles dans lesquelles plusieurs ont été atteints de cette maladie : j'ai connu dans une seule famille, la grand'mère, sa fille et ses quatre enfans cataractés ; dans une autre, les enfants étoient aussi tous nés cataractés. Je juge la cataracte héréditaire sur une proportion de dix sur cent. On peut donc regarder l'opération de la cataracte comme un des plus grands bienfaits pour le genre humain.

L'*hérédité* de la cataracte n'est jamais pour moi une raison de reculer devant l'opération, quoique plusieurs oculistes distingués prétendent que celle de la cataracte héréditaire et de la naissance ne réussit jamais, quelle que soit l'adresse de l'opérateur. J'ai rendu la vue à un grand nombre d'aveugles de naissance. Les docteurs Jaeger, Graeffe, Weller, ont obtenu aussi des succès pareils. Il y a peu de temps, j'ai réussi encore à rétablir la vue à M Pierre Pedemagnou, de Pau, et à M. Laydé, jeune homme de Saint-Félix, né cataracté, logé chez madame de Severac, rue St-Anne, 26, à Toulouse.

Si un œil est cataracté entièrement et que l'autre commence à l'être, je conseille toujours de se faire opérer ; c'est aussi l'opinion de MM. Dupuytren, Carron Villards, Quadri, Graeffe et Jaeger. Cela est vrai surtout quand il s'agit des vieillards, avec lesquels il faut être avare du temps. D'ailleurs, j'ai vu plusieurs fois dissoudre une cataracte commençante sous l'influence de l'opération de l'œil malade. Dans les différents cas, on peut opérer les deux yeux à la fois, ou l'un après l'autre.

La *cataracte noire* ou *verte* est une singulière maladie, qui a souvent échappé à l'observateur le plus attentif. Les oculistes même les plus distingués l'ont souvent confondue avec l'amaurose ; elle échappe aussi facilement à notre investigation. Je possède une petite collection de crystallins noirs ou de nuances foncées. MM. Roux, Graeffe, Jaeger, m'ent ont montré aussi un nombre assez considérable. C'est à l'égard de cette maladie que les malades amaurotiques peuvent demander à se soustraire à une opération, et que le médecin l'essaye, avec quelque chance de succès, comme dernière ressource, ou même pour tranquilliser les malades qui ne risquent jamais rien.

Ainsi, pendant mes voyages en Angleterre, j'eus l'honneur d'être appelé près de S. A. R. le duc de Cumberland, frère du défunt roi, pour donner mon avis sur l'état de ses yeux. Toutes les célébrités médicales de la grande Bretagne lui avaient diagnostiqué une amaurose. La pupille était très noire, uniforme ; on n'y reconnaissait aucun reflet ; l'iris se dilata et se contracta très régulièrement. Quelle fut la surprise des médecins du duc, lorsque je déclarai que je soupçonnais une cataracte noire ! Grands cris contre l'étranger audacieux, dont l'opinion contrarie celle de ces doctes personnages J'ai contribué, au moins le premier, à ce que le duc qui, réduit au désespoir, en voyant l'inefficacité du traitement de ses médecins et ne voulant pas accepter l'opération proposée par moi, se décidât à partir pour l'Allemagne, et à se faire opérer par le professeur Graeffe, à Berlin, qni fit l'extraction d'une belle cataracte noire. Le maréchal, comte de Molké, à Vienne, M. Tonnelier, secrétaire des commandements de Madame Adelaïde de France, déclarés amaurotiques par les médecins et condamnés à une cécité absolue, ont été également opérés de cataractes entièrement noires.

J'ai prouvé, par d'autres nombreuses opérations de cataractes de naissance, faites avec le plus grand succès, leur curabilité entière. Il est très curieux de suivre chez ces aveugles-nés le développement d'un sens nouveau pour eux. Ils forment des jugements très différents sur la grandeur et sur la forme des objets; ils changent souvent la définition d'un objet pour une autre; on peut dire qu'ils ne savent pas voir. Il leur faut une éducation, souvent même très difficile, pour un sens qui se développe chez eux par degrés. Le toucher rectifie les sensations guidées à la fois par ces deux sens. Il faut beaucoup de temps qour que le sens de la vue devienne seul suffisant. M. Pedemagnou qui jusqu'à l'âge de 51 ans n'avait pas encore vu, se promena dans les rues de Pau, en s'écriant : oh! Pau est probablement plus joli que Paris! et le jeune Daydé, âgé de 15 ans, qui n'avait pas encore joui de la lumière, tâcha de rectifier la vue de la figure de sa sœur par des attouchements; il prit pour un bonnet noir les cheveux de madame de Severac, noble dame toulousaine, distinguée par sa bienfaisance, aux soins minutieux de laquelle il doit sa guérison complète. Chaque fois qu'il voyait ses bienfaiteurs, ses traits ordinairement hébétés, devenaient rayonnants de joie et pleins d'expression. L'habitude de la cécité fait que, privés de toute instruction primaire, les aveugles ne témoignent plus quelquefois le désir de voir; dans les premiers jours qui suivent l'opération, ils ne peuvent que difficilement sortir du vague où ils sont plongés; ils voient sans vouloir le croire.

Il faut souvent à leur égard, une excessive sévérité de la part de l'oculiste, si souvent exposé à de cuisantes injustices, provoquées par l'impatience des malades et l'ingratitude des hommes qui sont si facilement disposés à porter de faux jugemens. Quelque cruels que soient ses mécomptes, de se voir trompé dans les actions les plus généreuses, il éprouve encore des jouissances que donnent la bonne conscience et la réussite des opérations. Je crois avoir un grand compte de récompenses ouvert auprès du Créateur. A combien d'aveugles de naissance, ou de cataractés, j'ai donné la lumière, dont la première impression peut rendre fou celui qui a vécu 40 ou 50 ans sans en avoir jamais joui. Combien de fois j'ai été témoin du bonheur d'une mère, qui a vu pour la première fois ses enfants, son mari; d'un père, regardant avec plaisir son fils, et payant avec des larmes de reconnaissance la fidélité et l'amour avec lesquels il lui a servi pendant de longues années de guide et de bâton d'aveugle, attachement filial qui devient si rare de nos jours; du pauvre mendiant, carressant son chien fidèle qui, au milieu de l'abandon général, est resté son ami dans l'infortune.

Ce sont de bien douces récompenses, et je bénis mes heureuses inspirations de m'être voué au soulagement de l'humanité et au rétablissement des sens les plus précieux au genre humain; d'avoir pu donner des conseils salutaires et contribuer au bonheur de mes concitoyens. Dans cette satisfaction j'ai trouvé les moyens et la force de combattre les entraves et l'enrayure que de nombreux envieux ne cessent de placer sur mon chemin. Toujours je me mets au niveau de tout le monde; je m'empresse de donner mes soins avec le même zèle tant aux pauvres qu'aux riches; mais ces derniers peuvent seuls me mettre en état, par le prix des soins à eux donnés, de soulager les indigents qui souffrent. De nombreuses attestations, plus que suffisantes, prouvent ma bonne volonté, quoique j'aie été souvent dupe de mon bon cœur, car il y a des hommes qui affectent une opulence mensongère, il y en a d'autres qui s'étudient à dissimuler leur fortune; mais il vaut mieux faire le sacrifice d'une juste rétribution en faveur d'un faux indigent, que de refuser les soins à un père de famille, aux serviteurs fidèles, à tant d'ouvriers qui ne pourraient plus continuer leurs travaux journaliers, et au pauvre soldat estropié, devenu incapable de servir sa patrie.

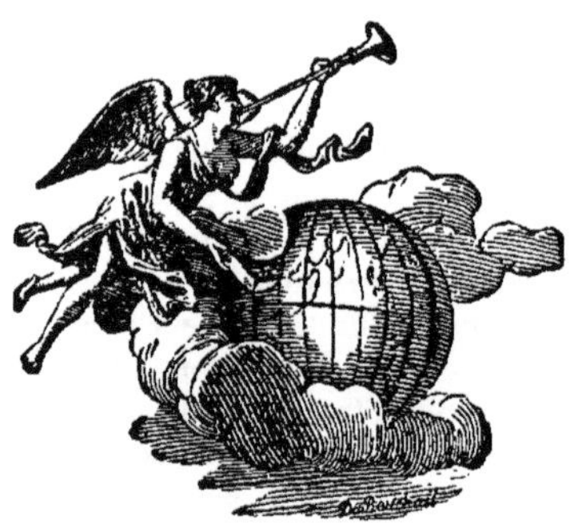

Toulouse, Imprimerie de Ph. Montaubin, petite rue St-Rome, 1.

NOTES.

L'ŒIL ARTIFICIEL.

Les progrès de la science autoplastique de notre siècle ont eu une influence également heureuse sur les tentatives faites depuis longtemps pour cacher la hideuse infirmité des borgnes et de conserver en bon état le seul œil qui leur reste. On est heureux de pouvoir corriger la perte d'un œil, causée par un malheureux accident, une maladie, ou une opération chirurgicale ; car l'oculiste peut appliquer en quelques secondes, sans la moindre douleur et sans opération, un œil artificiel absolument pareil à celui qui est conservé, et faisant avec celui-ci le même mouvement au point de tromper tout le monde.

L'œil artificiel est une demi-coque en émail, dont la surface convexe offre l'image d'un œil naturel. En effet, on y trouve coloration radiée de l'iris, pupille, cornée transparente, chambre antérieure, si précieuse pour la vérité de l'expression, la sclérotique et les vaisseaux sanguins injectés de la conjonctive ; tout est d'une si grande ressemblance, que l'illusion est complète.

Les anciens se servaient déjà d'une simple plaque en or, où était peinte l'image de l'œil. Déjà sous Ptolémée Philadelphe, roi d'Egypte, on a connu l'usage de ces yeux, et des momies même en portent. Les barbares emploient un moyen bien expéditif. Chez eux l'amour de la beauté était poussée si loin, et la haine des difformités était si grande, qu'ils étouffaient au berceau les enfants difformes. Les Romains se servaient d'une plaque d'or couverte d'une peau fine, avec l'œil peint et appliqué dans l'orbite d'une manière si imparfaite, que la difformité se montrait encore plus hideuse. Vers la fin du 17e siècle, on commença à faire des yeux artificiels en or, sous la forme d'une demi-coquille appliquée sur le moignon ; plus tard, on les fabriqua en verre, en porcelaine peinte. En Angleterre, on fit des yeux grossiers en faïence. Enfin, la France commença la première à créer cette admirable industrie en exécutant les yeux en émail, perfectionnés au plus haut degré.

On doit ôter, chaque soir, l'œil artificiel et le replacer le matin, après l'avoir laissé dans un verre d'eau. J'ai vu de mes malades qui avaient une telle habitude de l'ôter, que pendant qu'ils parlaient avec quelqu'un, ils feignaient de se moucher, en tournant la tête, ôtaient l'œil artificiel, l'essuyaient et le replaçaiut sans que les personnes présentes pussent s'en apercevoir.

Un œil artificiel, bien confectionné ne cause jamais d'accident, à moins qu'on use mécaniquement les bords. J'ai placé à un grand nombre d'officiers distingués de l'armée, ayant perdu un œil sur le champ de bataille, des yeux artificiels, par le moyen desquels ils ont bien pu continuer leur service militaire et servir leur patrie, et l'on s'appercevait très-difficilement de cette substitution. J'en ai placé même à un jeune médecin de Toulouse, et sa jeune épouse ne s'en est pas encore aperçue depuis un an. Un haut fonctionnaire de Toulouse en porte également, sans qu'une foule de personnes puissent le soupçonner. J'ai fait l'application d'un œil artificiel à madame la baronne d'Al**, jeune et jolie personne, une lionne de Vienne, autrefois cloîtrée à cause de son infirmité hideuse, ainsi qu'à une jeune dame, arrivant des colonies d'Amérique, *œil qu'elle* porte depuis 4 ans, et elle fréquente toutes les sociétés de Paris, sans que personne puisse deviner cette infirmité, comme la pupille chez elle a été bien dilatée le jour, je lui fis faire un œil exprès pour le soir avec une pupille très-resserrée, pour produire l'illusion la plus complette. Un homme d'état de Vienne, le plus hautement placé, qui voit avec un œil plus que tant d'autres avec deux, favorisé de toutes les faveurs de la nature, portait un œil artificiel et avait la vanité ou l'amour propre de cacher à tout le monde cette infirmité avec grand soin, et lorsqu'un jour il eut le malheur de casser le dernier qu'il avait, il préféra s'enfermer dans ses salons, jusqu'à ce qu'un courrier vint apporter de nouveaux émails de Paris, plutôt que de faire voir son infirmité au public.

J'ai connu beaucoup de personnes qui ont vécu longtemps avec quelqu'un sans jamais s'être aperçues qu'il portait un œil artificiel; mais à peine ont-elles été instruites, par un examen plus scrupuleux ou par quelque indiscrétion, qu'elles ont été surprises d'avoir été si longtemps les dupes d'une semblable infirmité.

NOTE I.

CONSEIL-GÉNÉRAL D'ADMINISTRATION DES HOPITAUX, HOSPICES CIVILS ET SECOURS A DOMICILES DE PARIS.

« Le Conseil général,

» Vu la demande qui lui a été adressée, le 23 février dernier, par M. le docteur Junod, dans la vue d'être accrédité auprès de l'administration des hospices, pour l'application de l'appareil dit *hémospasique*, dont ce médecin est l'inventeur;

» Vu les *apostilles* placées en marge du mémoire, par un grand nombre de professeurs de la faculté de médécine, attachés depuis longtemps à l'administration comme médecins et chirurgiens des hospices et hôpitaux, apostilles qui rendent un *hommage éclatant aux bienfaits* de la découverte du docteur Junod, dont la pratique a produit les meilleurs effets, et qui a reçu d'ailleurs l'*approbation* et les *encouragements* des sociétés savantes;

« Considérant, que les bons effets de ce procédé ingénieux ont souvent apporté de *grandes améliorations* à l'état des malades, et qu'il est dans l'intérêt des indigents reçus dans les hospices et les hôpitaux de recevoir le secours des appareils du docteur Junod;

» Après avoir entendu le rapport verbal de celui de ses membres qui a dans ses attributions la haute surveillance du service de santé, rapport qui a confirmé les éloges donnés à la découverte du docteur Junod, par MM. les professeurs Chomel, Audral, Marjolin, Fouquier, Rostan, Velpeau, Bailly et Biett;

Arrête :

» MM. les médecins et chirurgiens des hôpitaux ordonneront spécialement l'emploi de l'appareil dû aux recherches du docteur Junod, toutes les fois qu'ils auront reconnu l'utilité de l'application de ce procédé.

» Des remercîments seront adressés, au nom du conseil-général des hospices, au docteur Junod, pour les services *désintéressés* qu'il a déjà rendus à la classe nécessiteuse.

» Le présent sera adressé, lorsqu'il aura reçu l'approbation de M. le préfet de la Seine, au sécrétariat général, aux 1re, 2e et 4e divisions.

» Fait à Paris, le 13 mars 1839 ».

Signé : Orfila, vice-président.

Visé par M. le préfet, le 23 mars 1839.

Le sécrétaire général,
Thunot.

SERVICE DE SANTÉ DES HOSPICES. — MÉTHODE HÉMOSPASIQUE DU DOCTEUR *JUNOD*.

Toulouse, le 3 février 1844.

A MM. les sous-préfets, Maires et Membres des commissions administratives des Hospices et Bureaux de bienfaisance du département.

Messieurs,

Je viens aujourd'hui appeler votre attention sur une méthode nouvelle dite hémospasique, inventée par M. le docteur *Junod*, de Paris, pour le traitement d'un grand nombre de maladies. Cette méthode consiste dans l'emploi d'un appareil pneumatique, destiné à appliquer de grandes ventouses sur les jambes, et à opérer ainsi une puissante dérivation du sang et des humeurs.

Cet aprareil, qui a été expérimenté depuis plusieurs années en public et dans les hôpitaux de Paris, a obtenu les suffrages des médecins les plus éminents ; il a valu à son auteur les félicitations et les remercîments du Conseil général des Hospices de Paris, qui en a autorisé l'emploi dans tous les cas où les Médecins et Chirurgiens de ces établissements jugeront utile d'en faire l'application.

En présence de pareils résultats, *qui doivent inspirer une entière confiance*, M. le Ministre de l'intérieur a reconnu qu'il était utile d'en instruire les commissions administratives des hôpitaux de France. C'est l'objet d'une circulaire qu'il m'a adressée sous la date du 30 décembre 1843.

La méthode hémospasique du docteur *Junod* semble présenter un moyen curatif fort simple, peu coûteux, facile à pratiquer, et qui, dans un grand nombre de cas, peut rendre de précieux services aux indigents traités dans les hôpitaux. Je suis donc prersuadé que vous mettrez de l'empressement à la faire appliquer dans les établissements charitables placés sous votre direction.

Recevez, Messieurs, l'assurance de ma considération très-distinguée.

Le conseiller d'Etat, Prefet de la Haute-Garonne,

Vicomte N. DUCHATEL.

NOTE II.

VÉRITABLES GRAINS DE SANTÉ

DU DOCTEUR FRANK,

Dont la vente et la distribution sont autorisées en France par un acte légal du gouvernement, inséré dans le Bulletin des Lois, n° 48.

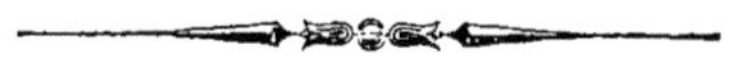

Le grand but de la médecine est de prévenir les maladies; malgré l'exercice et une diète observée, il survient des embarras, des engorgements, et différents malaises, qui demandent l'emploi impératif des remèdes. Un de ses plus grands moyens est la *médication purgative*, elle débarrasse le plus vite des humeurs superflues, et guérit sans rechute fâcheuse. Depuis longtemps elle poursuit le cours de ses succès, et même employée comme moyen antiphlogistique, elle est beaucoup plus innocente que ces pertes énormes de sang de 1 ou 3 livres, ou ces centaines de sangsues, véritables vampires de la médecine et de l'humanité, qui épuisent quelque fois les pauvres victimes, et exténuent les malades lentement par défaut de sang, comme une lampe qui s'éteint par le défaut d'huile.

Aussi jamais peut-être un remède véritablement salutaire n'a joui d'une plus grande réputation et d'une plus juste célébrité, n'a eu un emploi plus général depuis longues années, un succès plus remarquable et mieux mérité que les Grains de Santé, que mon noble parent et maître Pierre Franck, mort en 1820 dans mes bras à Vienne, a prescrits le premier, pendant qu'il a été médecin particulier des empereurs de Russie et d'Autriche. Ce noble ami m'a engagé, après que j'ai été reçu Docteur en Médecine, dans un âge trop jeune pour l'exercer, à me vouer encore pendant 4 ans aux études pharmaceutiques. Après avoir été reçu ainsi maître dans cette partie, je fis, dans la grande pharmacie impériale de Vienne, une série d'essais sur les grains de santé; je les ai réformés entièrement, et ils doivent principalement à cette amélioration la renommée si bien méritée dont ils jouissent à présent en France, en Espagne, en Allemagne, en Angleterre, même en Orient et en Amérique, comme le meilleur remède préservatif de beaucoup de maladies, et un des plus doux et des plus inoffensifs purgatifs, qu'on peut placer au nombre des meilleurs médicaments, et dont les avantages réels expliquent l'immense succès et la vogue qu'ils obtiennent dans toutes les parties du monde.

Ces *Grains de santé*, approuvés et adoptés par le conseil naval, par l'administration des hospices et par tous les gens éclairés de l'art, sont le moyen préservatif le plus convenable, le moins échauffant, le moins fatiguant, sans aucune odeur; c'est le meilleur purgatif qu'on puisse employer, lorsqu'il est bien préparé; car une foule d'imitations plus ou moins heureuses ont voulu se rapprocher de leur salutaire composition, entr'autres les pillules bleues, indiennes, stomachiques, celles d'Anderson, et plusieurs autres. En France, de pareils grains de santé ont été l'objet d'une grande spéculation industrielle, et ont procuré une fortune colossale à l'auteur de cette entreprise, laquelle a été poussée jusqu'à sa mort sur l'échelle la plus étendue.

Mes grains de santé ont l'utile propriété de rémédier aux constipations, à la faiblesse et aux maux d'estomac, à la pituite; de combattre les dispositions venteuses, de s'opposer aux amas bilieux et glaireux, de faciliter les digestions, de donner de l'appétit, d'entraîner ces humeurs qui séjournent dans les viscères du bas ventre, de remédier aux engorgemens du foi et de la râte; ils guérissent quelque fois même les hydropisies commençantes, les engorgemens lymphatiques, les scrophules, les fièvres intermittentes ou malignes; ils purifient le sang, rappellent les règles, ils détruisent les vers chez les enfants et contribuent à désobstreur chez eux les glandes du mésentere. Ils produisent quelque fois les plus heureux effets dans les maladies des yeux et des oreilles, et conservent en meilleur état la vue et l'ouïe jusqu'à l'âge le plus avancé. Ils dissipent la mélancolie, la migraine, et rendent aux habitués de ce précieux remède l'embonpoint et la longévité; aux femmes, une grande fraîcheur et un brillant coloris.

Cet excellent médicament n'exige ni régime, ni tisannes, on peut le prendre dans une cuillérée de soupe, de lait; et mieux, dans une tasse de thé, dans un verre d'eau sucrée; on les enveloppe dans une hostie, on les prend avec un peu de confiture au dîner ou au souper. Le lendemain matin le bon effet est produit. 40 grains dissous dans de l'eau bouillante, et pris en lavement, opèrent un merveilleux effet dans les maladies aiguës ou chroniques.

Les grains de santé argentés se conservent dans un endroit sec, sans jamais se gâter; la dose est de 6, 8 jusqu'à 10, suivant l'âge et le tempérament. La moitié suffit pour les enfants.

NOTE III.

A Messieurs les Membres de la Chambre des Députés, à Paris.

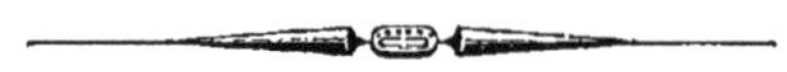

Messieurs,

Tandis que par vos nobles travaux, vous consolidez le bonheur et la prospérité de la France, les médecins studieux peuvent se livrer, au sein de la paix, aux recherches utiles, ayant pour objet le soulagement de l'humanité souffrante. Au milieu de cette paix salutaire et de la tranquillité publique, j'ai entrepris pendant treize ans des voyages scientifiques dans toute la France et une partie de l'Allemagne, de la Russie, de l'Italie, de l'Angleterre et de l'Espagne, et je me suis livré à l'étude des maladies des yeux et des oreilles. J'ai cherché à approfondir les causes de la cécité et de la surdité; j'ai trouvé que la première est fréquemment causée par l'ophthalmie des nouveaux-nés, et j'ai donné, dans presque tous les départements, des soins aux enfants qui, par refroidissement pendant le baptême ou par l'aspersion de l'eau froide, souvent même glaciale en hiver dans les fonts baptismaux en marbre, ont perdu la vue.

Cherchant dans tous les pays que j'ai visités la statistique des aveugles, j'ai trouvé en France un aveugle sur 1650 habitants. Leur nombre s'élève donc à près de 22,000; peut.être même a-t-il augmenté, dans les derniers temps, par l'occupation de l'Algérie. Le plus grand nombre de ces malheureux sont placés dans les maisons d'asile des départements, et chargent beaucoup chaque année l'Etat. Plus de la moitié sont affligés d'une cécité incurable, occasionnée par cette ophthalmie des nouveaux-nés, souvent contagieuse dans les maisons des orphelins et dans les hospices de la maternité. Une variété de cette maladie est l'ophthalmie égyptienne ou militaire, qui a fait encore dernièrement des ravages terribles dans les armées et particulièrement en Algérie.

J'ai fréquemment engagé les différents gouvernements des pays où j'ai séjourné, à rémédier à ces funestes accidents. — L'Espagne, ce pays si agité par les troubles politiques, a donné, la première, une impulsion salutaire, et une loi sagement discutée par les Cortès, « Qui ordonne à MM. les Curés de baptiser à l'eau tiède, même les enfants des pauvres ».

Dans les différents pays catholiques d'Allemagne, le clergé éclairé baptise les enfants faibles au domicile de la mère; à Vienne en Autriche, les enfants des familles aisées sont presque tous baptisés dans l'appartement de celle qui leur a donné le jour.

Ayant la conviction, messieurs, que vous êtes devenus, par vos sages lois, les protecteurs des citoyens et les fondateurs du bonheur national, j'ose espérer que vous prendrez en considération les vues que j'ai l'honneur de vous soumettre, et que vous ne négligerez rien pour préserver les pères de famille de l'affreux malheur d'avoir des enfants privés de la lumière.

Je vous prie, messieurs, de vouloir bien discuter une loi semblable à celle d'Espagne qui ordonne à MM. les Curés de baptiser, en hiver, les enfants avec de l'eau tiède. Veuillez consulter tous les oculistes les plus renommés de la capitale, MM. les docteurs Sichel, Carron de Villards, Velpeau et Roux; je suis convaincu que tous seront d'accord avec ma manière de voir.

Je sais prafaitement bien que, par une circulaire de M. le Ministre de l'intérieur, MM. les curés sont engagés à baptiser à l'eau tiède; mais c'est une simple recommandation, malgré laquelle un grand nombre d'enfants pauvres, dénués de toutes ressources, sont actuellement encore baptisés, en hiver, à l'eau froide, de sorte qu'une loi seule pourrait rendre responsables MM. les Curés des suites d'une négligence quelquefois si désastreuse pour ces innocentes créatures.

Veuillez croire, Messieurs, qu'en m'adressant à vos sentiments nobles et généreux, j'ai suivi l'élan de ma conviction intime, basée sur une longue expérience, et le plan philantropique que je me suis tracé, depuis tant d'années, dans l'exercice de la médecine oculaire, pendant lesquelles j'ai opéré gratuitement des centaines d'aveugles et de sourds, sans autre récompense que la satisfaction d'avoir pu contribuer, en quelque chose, au soulagement de l'humanité souffrante.

J'ai l'honneur d'être, avec les sentiments les plus respectueux,

Messieurs,

Votre très humble et très-obéissant serviteur,

G. FRANK PFENDLER,

Médecin oculiste, Docteur en médecine et en chirurgie des facultés de Vienne et de Paris, Ancien Professeur en chimie et en médecine légale, Membre de l'Académie Impériale de médecine, de plusieurs sociétés médicales, etc.

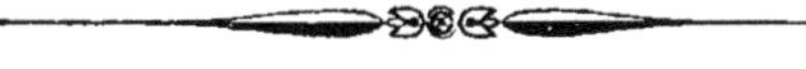

NOTE IV.

ASCENSION DU PIC DU MIDI DE BAGNÈRES DE BIGORRE.

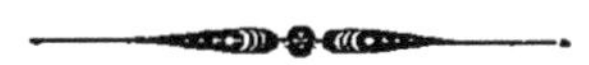

Je partis avec les premières lueurs de l'aurore, au commencement de septembre 1843, de mon logement sous les Coustous de Bagnères, pour la vallée de Campan, après que le temps eut été une huitaine de jours orageux et pluvieux; et pendant ce temps-là je dirigeai souvent un d'œil denvie, du beau pont en pierres de l'Adour, sur le pic du midi qui, ne voulant pas se dégager du nuage vaporeux et gris qui le couvrait, se déroba ainsi à tous les yeux. Après des orages longtemps continués dans les montagnes, la chance du beau temps était devant nous, d'autant plus que la lune entrait dans son dernier quartier, et que le ciel était sans nuages. Je traversai cette belle vallée de Salut, jardin anglais naturel, toujours frais, toujours nouveau, même pour ceux qui l'ont visité pendant plusieurs années, et je pris le prince russe Nar.*** et le baron de Bentelheim, de Dresde, aux bains de Salut, à l'urne de leur nayade, et nous passâmes près de la jolie source de Médouse, ombragée par le fameux chataigner, droit et coiffé comme un pin. Bientôt nous vîmes les pittoresques ruines du château et de l'église de Beaudéan, petit bourg qui, malgré son insignifiance, a donné naissance, dans une maison de cordonnier, à un célèbre confrère, le baron Larrey.

Une des plus belles vallées du monde, celle de Campan, se déploie devant nous, décorée de tous les charmes d'une luxurieuse nature ; une paisible tranquillité règne encore. De temps en temps le son de cloches de l'Angelus d'Aste et de Gerde retentissaient en échos multipliés ; les premiers rayons de l'aurore doraient déjà les cîmes neigeuses de l'Orbizon, du pic du midi, les fraîches montagnes d'Elysée Cottin, les hauts pâturages d'Esquiou et la verte Hyeris, dont les prairies sont si riches en plantes alpines, pendant que leurs bases reposaient encore dans les voiles vaporeux de la nuit, et projetaient leurs ombres noires sur ces riches prairies fertilisées et sillonnées par de petits canaux dans toutes les directions, exhalant des vapeurs balsamiques des fleurs et des foins nouvellement fauchés.

Le disque lumineux s'élevant toujours de plus en plus, commença à inonder de ses rayons vivifiants, à droite, ces collines d'une fraîcheur inexprimable, ces belles vallées de Sorris, de Lesbonne, de l'Elisée Fanny, se posant en amphythéâtre les unes sur les autres. Elles se coloraient aussi de ces différentes teintes du matin, incompréhensibles et pour lesquelles la langue humaine n'a pas d'expression, de ce rouge pourpré se perdant dans le brun-violet et cramoisi, dans ce doux bleu éthéré jusqu'au bleu foncé, dans ces teintes que j'admirai tant de fois dans la campagne de Rome.

Du côté droit, se présentait aux yeux une nature fertile et luxurieuse, des champs dorés, dont les ondulations ressemblent à des vagues qui se balancent sous un vent doux et léger; des prairies et des champs en floraison de trèfle et de lin, émaillées de bleu d'outre-mer ou de carmin ; partout des groupes d'habitations blanches et propres, ornées de galeries de bois à l'instar de celles de la Suisse, entourées de beaux peupliers, de châtaigners et de robustes chaînes ; des fermes isolées se confondant insensiblement dans des hamaux continus, où à peine on peut fixer le lieu où ils cessent d'être villages pour devenir compagnes Partout une fraîcheur délicieuse, des sources limpides ruisselant des rochers couverts de mousse, des fleurs et des arbrisseaux, qu'embaument des fraisiers : voilà une douce image de la vie pastorale.

De l'autre côté, des formes gigantesques et sauvages rehaussent encore la beauté de cette divine vallée. Des murailles escarpées, presque perpendiculaires, des rochers déchirés, d'un noir bleuâtre, élèvent leurs tours et leurs plateaux, enfermant dans leur profondeur des grottes stalactiques avec leurs capricieuses formes, ou les carrières de marbre les plus variés ; là où il reste encore un petit plateau, des cabanes de bergers se placent comme ceux d'Ordinsede, suspendus aux rochers comme des nids d'aigle. Cette aridité sauvage contraste singulièrement avec la parure si fraîche du côté opposé.

Au milieu de ces deux côtés est le fond de cette heureuse vallée où serpente en longs circuits l'argentine Adour, peuplée de délicieuses truites. Perdant sa fougue qu'elle a prise à Cripp, elle coule tantôt sans bruit, tantôt en rapides cascades ; contrariées de temps en temps par des scieries de marbre ou de bois, ou des moulins, ses méandres respectent sur leur route chaque brin d'herbe, et se courbant vers l'océan, ils vont se perdre dans les plaines de Tarbes, et arrosent les murailles de la petite ville de Campan, avec son église pittoresque et le beau prieuré de Saint-Paul, habitation d'un colonel français. Si joliment située, elle est au milieu de tilleuls et de fleurs parfumées, que l'on trouverait difficilement un plus riant Eldorado, un paysage plus pittoresque. Un doux *farniente* vous invite partout dans cette charmante vallée où chaque tige est une fleur, chaque zéphir, une inspiration des exhalations balsamiques; chaque goutte de rosée, une perle; chaque logement, un paradis; chaque coup d'œil, une vision. Sur le tout repose un air solennel de tranquillité inexprimable, de sûreté et de stabilité, qui donne ces charmes harmonieux et cette physionomie particulière aux vallées des Pyrénées, et qu'on ne trouve pas même dans celles des Alpes. Il est bien plus facile de donner une idée des beautés de celles-ci, que de celles des Pyrénées, parce qu'il est plus difficile de décrire ces proportions délicates, ces transitions imperceptibles, ces ondulations du terrain, et avant tout cette fraîcheur extraordinaire. Tout concourt à une parfaite et suave harmonie dans les proportions Le combat des éléments est ici fini; pas de chûtes de montagnes, qui tombent régulièrement sur leurs bases : tout repose dans une sûreté parfaite, tout est si paré dans cette céleste vallée, que l'on dirait y voir une fête de tous les jours. Les bergers et les habitants de Campan et de Sainte-Marie, assez aisés, auraient pu fournir à Gesner les plus beaux sujets d'Idiles; aussi cent plumes essaieront en vain de décrire cet heureux pays. Le célèbre et infatigable voyageur des Pyrénées, M Ramond, l'appelle une apparition anticipée du monde prochain. Un de mes plus spirituels compatriotes, M. Jean-Paul (1), en a donné une description avec ce coloris et cette imagination qui distinguent cet auteur, dont le style est spirituel, mais très-difficile à comprendre. Moi-même je ne saurais guère quelle place lui donner entre celles de Lauterbrun, de Rapallo de Gênes, du Vésuve, de l'Etna, du Liban, que j'ai visitées autrefois. Je suis presque tenté de croire que celle de Campan surpasse toutes les autres.

Cette Arcadie d'Europe est encadrée par les montagnes fraîches de Cripp, de Paillole, de l'Elysée Fanny, des cimes neigeuses, qui se perdent dans le bleu azuré de l'éther. Le tout ressemble à un fond de décoration, coloriée par le brillant pinceau de Ciceri ; elle est sillonnée de magnifiques routes en marbre. Sur celle qui conduit dans la sauvage vallée de Lesbonne, nous vîmes une cavalcade d'une trentaine de baigneurs de Bigorre, aussi matineux que nous, qui dirigeaient leurs courses vers les lacs bleus et verts, excursion longue et très pénible à faire. La grande route de Sainte-Marie fut couverte de nombreux troupeaux qui, des plaines, se dirigeaient vers les hauteurs du Tourmalet et du Pic du Midi, élevant majestueusement leurs flancs noirs, et leur cime, environnée de neiges éternelles sur toute la chaîne, et la fermant dignement comme le roi de la vallée. C'est de son sommet que tombent, dans les plaines, les superbes cascades et les ruisseaux qui,

(1) Voyez la Vallée de Campan, par Jean Paul, roman en 3 volumes. Leipzig.

vomis par de sauvages ravins, se jettant sur des rochers émaillés de fleurs, grossissent les ondes limpides de l'Adour. C'est lui qui nourrit tous les champs neigeux qui s'élèvent jusqu'aux cimes voisines; c'est de lui que se détachent ces avalanches qui dévastent les vallons sauvages de Barèges et de Lesbonne; c'est de lui que partent ces brouillards épais, qui couvrent quelquefois dans un moment toute la campagne; c'est le dominateur de tous les autres pics. Longtemps regardé comme la plus haute montagne, il s'élève, près de Tarbes, dans une ligne droite, de 8,800 pieds de hauteur, tout d'un coup, et présente aux habitants des plaines de Bayonne, de Pau et de Toulouse, sa masse totale sans être couverte par d'autres montagnes plus basses. Cette élévation immédiate surpasse celle de la Maladetta, du Mont blanc et même du Chimborazo, et favorise singulièrement la vue du grand Panorama pris sur son sommet, évidemment le plus élevé de l'Europe.

Nous passames la journée à Cripp, dans cette charmante auberge où les trois jeunes demoiselles, pleines de complaisance, se disputent le droit d'être utiles aux étrangers. Nous nous reposâmes quelques heures aux pieds des deux cascades de Cripp, formées par l'Adour, d'une hauteur considérable, peu inférieures en beauté aux cascades de la Suisse, et, sous le rapport des effets pittoresques, aux cascades de Terni, près de Rome. Nous remplimes nos albums de quelques jolies aquarelles, et nous nous en retournâmes en passant par Artigues, où une bergère nous offrit du lait délicieux dans une chétive cabane, formée par quatre murs de gazon et de terre, qui s'élèvent de quelques pieds au-dessus du terrain. Quelques perches et des pierres placées dessus forment le toit; dans l'intérieur, un lit de fougère, un banc, quelques pots et quelques cueillers de bois, une grande pierre dans un coin, servant de foyer, quelques bottes de Rhodendron employées comme chaises et comme le matériel nécessaire pour alimenter le feu; quelques vâches et quelques chèvres, couchées dans le même endroit, forment tout l'inventaire d'une telle habitation, et toute la richesse des montagnards, dont le cœur reste ouvert aux impressions de la belle nature. La solitude est leur partage, leur crainte, ces avalanches qui descendent du Pic du Midi, leur espérance, un printemps avant le mois de juin, et avant la consommation de leur pâturages d'hiver.

Nous partîmes à minuit de l'auberge de Cripp, prenant pour notre guide le garçon plein de force et de gaîté, afin qu'il nous dirigeât sur les cimes neigeuses de sa patrie. Le Pic est inaccessible à cause de ses hautes murailles noires en partant de Lesbonne; mais deux routes conduisent au sommet, l'une par le Tourmalet et le chemin de Barèges, si facile et si peu fatiguant que les dames y arrivent sans descendre de cheval; l'autre, celle par la Hourquette de St-Gudolph ou de cinq ours, et par la vallée de Tramesaigues, plus courte de deux lieues, mais beaucoup plus pénible, obtint notre préférence.

Un magnifique clair de lune nous favorisa et nous fit voir la vallée éclairée par la fantastique lumière de la lune avec le sombre Tourmalet, enveloppé de son manteau de nuit au fond; bientôt nous perdîmes ce faible flambleau. En entrant dans la profonde vallée de Tramesaigues, nous vîmes le Pic du Midi y projeter son ombre épaisse, et la fermer avec ses fantastiques formes, confondant sa tête avec la voûte céleste décorée des étoiles d'amour, de Polar, de Saturne avec son anneau, de la voie lactée, et de milliers d'autres constellations. L'obscurité augmenta tellement dans les sombres forêts de pins, que le prince N** roula avec son coursier, déjà trop fatigué, sur une pente rapide d'une vingtaine de mètres. Cet accident n'eut d'autre suite fâcheuse, que de casser notre baromère et quelques verres optiques.

Nous arrivâmes, après quelques heures de marche, devant l'Hourquette ; la cime du Pic, dont la base était enveloppée dans une sphère vaporeuse, s'éleva dans une lumière si pure et si éthérée, que les yeux inexercés de mes compagnons croyaient l'atteindre dans un quart d'heure; mais je ne fus nullement étonné, lorsque notre guide nous dit que dans trois heures nous en serions assez près ; car cette lumière éblouissante et cet éclat particulier, dans lesquels ces hautes régions sont plongées, produisent un rapprochement d'optique qui donne à l'œil exercé une mesure pour leur hauteur, et annonce que leurs cimes habitent la région de la sérénité. Même déjà à la cascade de Cripp on croit voir à ses pieds le Pic du Midi. La végétation commence à devenir plus rare, les pentes plus escarpées. Enfin nous étions arrêtés devant des amas considérables de neige qui effrayèrent même notre guide par leur quantité ; il hésita à avancer, lorsque l'aboiment de deux gros chiens nous révéla la présence des bergers, qui nous encouragèrent à continuer, en nous indiquant les sentiers propres à nous faire éviter ces grands tas de neige qui touchaient déja nos genoux.

Après l'escalade de quelques hautes murailles, nous atteignîmes le lac d'Oncet où les deux chemins de Bagnères et de Barèges se rencontrent; ce lac, situé à la hauteur de 6800 pieds, a 1500 pieds de long et 900 de large, mais ressemble au milieu de cette nature gigantesque, à un petit abreuvoir ; le sommet du Pic s'y dépeint de la manière la plus extraordinaire, avec les nuances les plus variées et les formes les plus singulières. Des hourras et des coups de pistolet, partis du sommet, et répétés par des échos multipliés, nous annoncèrent la présence des voyageurs qui, plus matineux que nous, avaient déja passé une partie de la nuit près de la cime. Nous abordâmes la dernière partie de l'ascension sur les hauteurs escarpées d'un terrain glissant, sous de petites rocailles schisteuses, sur lesquelles il était facile de tomber, accident qui aurait conduit le maladroit directement dans le lac, engloutissant ses victimes dans sa profondeur. C'est à peu-près une ascension pareille à celle du troisième lac, le long du lac de Seculejo, près Luchon. Nous avions à traverser plusieurs pentes escarpées de neige gelée par le vent du nord, et nous arrivâmes sur le petit plateau formé par les guides, pour y laisser reposer les chevaux. Encore quelques toises plus haut et nous étions au sommet.

Cette petite plaine, de 24 pieds carrés, ressemble, de Bagnères, au cadran d'une petite montre; elle est entourée vers l'est et le nord de précipices remplis de neiges. Notre guide me montra la place où un jeune officier, M. Armand, fût entraîné et y roula comme une pierre en sautant de rocher en rocher jusqu'au fond. Cette impression ne fut nullement agréable pour nous dans ce moment, et nous nous éloignâmes avec horreur de ce fatal précipice. Nous trouvâmes en haut un vingtaine d'individus, arrivés depuis deux heures, tous gelés et transis du froid de la nuit. La pyramide faite par des schistes entassés en mur sec, donna, dans son enceinte, asile à deux personnes tout au plus, courbées là comme des grenouilles, et chacun avait sa tour, nous y étions 16 hommes et 3 dames.

Toute notre attention était dirigée avec grand intérêt vers le levant. Déja l'aurore commençait à rougir l'horizon éloigné, les cimes du Canigou et les montagnes environnantes; le Neouville fit deviner, sous son voile de nuit, ses plateaux neigeux : enfin j'ai remarqué, le premier, la mer Méditerranée en feu; elle était éclairée dans sa profondeur par le soleil encore couché pour nous, et présenta une surface lumineuse avec des ondulations ; je montrai ce curieux spectacle à toute la société, qui pouvait s'en convaincre avec leurs yeux seuls ; mais nous en jouîmes à peine 20 minutes. Il en est de même de l'Océan, lequel est aussi visible du Pic au moment que le soleil descendant dans la mer, éclaire alors ses ondes lumineuses. Une fois le soleil levé, ces images lointaines disparaissent pour toute la journée, et c'est la cause que si peu de personnes ont pu jouir de cette vue, et ont mis même en doute que l'on pût voir ce spectacle.

Bientôt notre attention fut attirée vers une autre apparition bien singulière ; au milieu des plaines enveloppées de brouillards épais, vogua comme à la surface d'une mer agitée un disque du plus beau rouge foncé de soleil semblable à un navire, augmenté par degrés jusqu'à la grandeur ordinaire du soleil réel qui, quelques minutes plus tard, se leva d'un jaune blanc à l'horizon le plus éloigné, près du Canigou et de la mer Méditerranée et fit disparaître la fausse image, illusion d'optique, dont on jouit à de grandes hauteurs, quelques minutes avant le lever du soleil, quand on est favorisé par un très-beau temps. C'est une espèce de *parélies*, ou apparition simultanée de plusieurs soleils, image fantastique du soleil véritable, comme le mirage sur la mer ou dans les déserts de l'Egypte, produit aussi par reflexion solaire.

La lueur céleste commença à répandre son éclat radieux dans la plaine des airs, et nous fit voir tour-à-tour les plus hautes cimes dorées de la Maladetta, du Mont perdu, du Vigmale dans l'azur des hautes régions, dans ces teintes rosées, qui se marient si bien avec la blancheur des neiges, et produisent ainsi une nuance d'une inexprimable douceur. La bande lumineuse, répandue sur les montagnes et s'agrandissant par l'élévation progressive du soleil en lignes droites, nous fit voir bientôt, inondés d'une lumière éblouissante, ces sommets émoussés, qui s'abaissant graduellement vers les plaines vaporeuses, semblaient y mourir comme les hautes vagues de l'Océan contre le rivage éloigné. Les vallées, encore cachées dans l'obscurité, commençaient à se teindre, à dessiner leurs formes, leurs saillies, et à donner à ces monts une forme plus élevée que celle qu'ils avaient en réalité.

Hélas! comment dois-je décrire ce que mille descriptions ne peuvent rendre sensible? Quel pinceau pourra retracer l'immensité de ce spectacle, dont la seule idée ravit l'ami des montagnes, ces masses gigantesques qui s'offraient à mes yeux, ce magnifique ensemble de l'enchaînement des montagnes primordiales, la splendeur des vallées, tous ces produits du combat des éléments, qui sont à mes pieds, d'une grandeur écrasante, cette voûte céleste, autre mer d'une teinte aérienne du plus foncé! Comment exprimer cette surprise devant les ouvrages de la nature, manifestation incontestable et preuve convaincante de l'éternité, qui augmente notre culte religieux envers le créateur tout-puissant, ce sentiment d'amour que nous éprouvons pour lui en nous approchant du ciel, où nous nous croyons plus près de toutes les personnes chéries, enlevées de trop bonne heure vers un monde meilleur? Comment rendre ce sentiment de notre néant qui nous saisit en face de ces grandeurs, et provoque chez nous les émotions les plus vives! Comment donner une idée aux habitants de la plaine qui ne sont jamais montés sur une grande hauteur, de cette tranquillité, de ce profond silence des hautes régions où aucun son de ce monde ne s'élève jusqu'à nous, et dont j'ai ressenti les effets sublimes en Norwege et en Suède, au cap nord, où pendant l'été il y a des mois sans nuits, silence ressemblant à la tranquillite éternelle des sourds-muets? Comment exprimer ce bien-être qui saisit l'âme à cette élévation? Sous l'influence d'un air très-pur, les sens deviennent plus fins, le cœur bat plus rapide : toutes les fonctions sont accélérées ; j'ai vu même des maladies chroniques guérir sous la fatigue du mouvement salutaire de l'ascension. Les peines de cette terre sont oubliées ; l'homme se sent plus fier, il est saisi d'un doux sentiment de satisfaction qui donne du courage à celui qui est élevé si haut sur tout ce qui est terrestre. Exposé au soleil près de la pyramide, je m'abandonnai près de trois heures à ce besoin de contempler, qui se développe si fortement chez nous, surtout durant les heures du matin, quand nous sommes placés sur une haute montagne, à cette foule de sentiments religieux, inspirés par la grandeur de ces panoramas changeants. La rapidité de la course des nuages, qui se détachaient de l'azur du ciel sous les figures les plus bizarres, les plus hardies, le mouvement des différentes phases de la lumière, ajoutaient au grand effet des impressions enivrantes, seulement interrompues de temps en temps par la voix de Dieu, par les tonnerres des avalanches de neige, ou des pierres plus dangereuses encore.

A l'horizon éloigné et vaporeux sortait des nuages le Canigou, suivi des cimes les plus hautes de la Maladetta, des montagnes d'Oo, des Clarbides et de celles de la vallée d'Aure. A droite se montra une petite coupe de la fourchette du Pic du Midi de Pau, suivies des formes fantastiques du Vignmale avec ses acolytes ; au milieu, presque pour y toucher, le pic d'Arbizon d'Arreau, ce spectre de Neouville avec ses amas de neiges et ses petits lacs ; plus loin le Marboré, le plus étonnant ouvrage de la nature, ressemblant plus à une construction architectonique des Romains, des Egyptiens ou des Dieux, qu'à l'ouvrage du hazard : tout y est régulier, couronné par le Mont Perdu, les tours, la fameuse brêche de Roland et ces immenses degrés du Cirque de Gavarni, paraissant des ouvrages de géants, ainsi que les hautes murailles des Cirques d'Estaubé et de Trommouse.

Ces cirques, propres aux Pyrénées, ne se trouvent pas dans la Suisse. Que sont ceux de Rome, de Vérone, en comparaison des proportions de ces ouvrages célestes? Le cirque de Trommouse, l'ouvrage le plus majestueux, d'où s'élèvent ses murailles noires déchirées, drappées de glaciers et de neiges perpendiculairement à 3000 pieds, peut contenir sur ses degrés plus de 13 millions de spectateurs. Le cirque de Gavarni, orné de la plus haute cascade de l'Europe, est un des plus pittoresque, et dans son arène plus d'un million de curieux pourraient trouver place, aussi lord Bute fut tellement frappé de son imposant aspect, qu'il s'écria. « vraiment, si j'étais dans les contrées les plus éloignées de l'Inde, et si je soupçonnais ce qui se présente ici devant mes yeux, je quitterais ma femme, mes enfants et je m'empresserais, pour le voir, de partir avec le premier navire. » J'ai visité plusieurs fois la Suisse, le Tyrol, les Carpathes, les Apennins, le Vésuve, l'Etna et le Liban, mais je n'ai pas vu un chef-d'œuvre aussi admirable, aussi régulièrement approprié aux ouvrages humains.

C'est près du sommet du Pic que mourut Plantade, à côté de son cadran, dans les bras de ses guides, à l'âge de 66 ans, par suite d'une appoplexie foudroyante, causée peut-être par un repos trop absolu après une grande fatigue. Cette mort me paraît digne d'envie, car on est bien heureux de vivre jusqu'au dernier moment sans douleurs et avec toute son intelligence. Ses dernières paroles furent : « Grand Dieu ! que cela est beau ! »

J'avais presque peur de voir se renouveler une seconde catastrophe, lorsque j'aperçus le prince N** assoupi, atteint d'une débilité extrême du corps, d'angoisses nerveuses, les yeux fixes, les doigts secs, une soif brûlante ; mais je fus assez heureux de dissiper ces accidens par un peu de rhum, mêlé avec de l'eau; la conversation la plus animée provoquant des sentiments vifs, et l'occupation intéressante de récolter la floraison du Pic, nous procurait une agréable distraction. Nous cherchâmes en vain la renoncule glaciale, si fréquente au Mont Perdu, et nous nous contentâmes de l'œillet frange, du *dianthus superbus*, du papavre alpine, de la ramondia des pyrénées, d'une foule de saxifrages, et de la charmante gentiane dentée, qui n'a besoin que de quelques jours sereins entre la fuite des neiges et leur retour, pour ouvrir sa jolie fleur d'un bleu foncé, rivalisant avec la couleur du ciel. Dans le lointain se montrèrent à nos yeux ravis quelques isards et un lagopède, près d'une forêt un ours; quelques aigles furent apperçus décrivant de vastes cercles dans les airs.

Avant de quitter ce céleste observatoire, certainement plus haut que ceux qui ont été construits par la main des hommes, je jetai encore un coup-d'œil sur cet assemblage de cimes, sur cet amas de rochers méridionaux, avec ses précipices escarpés, qui se courbaient devant moi en un vaste croissant, me trouvant au centre de sa courbure; sur ces vallées de glace, que des siècles ont accumulées comme les monuments des victoires d'un éternel hiver, environant et isolant les sommets, et qui s'accroissent dans une rapide proportion, engloutissant tout ce qui s'oppose à leurs développements; j'y reconnus avec plaisir des anciennes connaissances. Le pic de Bergons, la Coumelie, le Pimené; il n'y avait que quelques semaines que j'étais monté sur le sommet escarpé et pointu du dernier, une des hauteurs les plus propres à observer la Marboré et le Vigmale : j'y trouvai une feuille d'ardoise, où un intrépide voyageur avait signé : « Antoine d'Orléans, le 29 juillet 1843. » Ce prince célébra dignement, en face de cette imposante nature, le jour qui éleva sa famille jusqu'au trône de France.

Nous descendîmes enfin de cette pyramide, haute de 8800 pieds, érigée pour une ligne de cadastre, et après avoir traversé les champs de neige, dont la surface commençait à devenir vert-glas par l'eau dégélée, nous passâmes de la région de l'hiver dans celle du printemps. La vie n'y était pas éteinte: là, de frais pâturages vivifiés par de nombreux troupeaux, escortés de leurs bergers jouant de la cornemuse, et qui s'y aventuraient dans la belle matinée, que saluaient gaîment les chœurs éveillés des habitans de l'air; les cimes neigeuses et les vallées avec leurs profonds labyrinthes brillaient du plus vif éclat. La Rose des Alpes, ce joli rosier sans épines, agréablement varié dans ses nuances roses et vert tendre, parfumait l'air, avec Lauréole odorante, daphné cneorum, et la Pedicularis musquée. Les rochers étaient tapissés de la cloche des Alpes, Soldanella Alpina, Azalea procumbens et le carnille moussier, silené acaulis. De belles touffes de fleurs bleues, des aconites, des arbustes et arbrisseaux du Rhododendron ferrugineum et alpinum avec les fleurs de Carmin, couvraient comme de riantes parures d'une splendeur indescriptible, les prairies entières émaillées comme des tapis de Gobelins. Les gouttes de rosée de nuit commençaient à se sécher aux corrolles violettes des champs de lis. Ces fleurs solitaires, séparées par tant de frimats, ne sont pas pour cela hors de la portée des papillons, de l'Urocerus et de l'Apollon des Alpes, qui sont aussi des fleurs, mais vivantes, qu'un souffle du zéphir agite dans les airs, et n'effleurent pas la rose sans compromettre le duvet de leurs petites aîles. Voltigeant d'une fleur à l'autre, ils sont à quelques doigts du naufrage, et entraînés dans les précipices, et se confient à l'immense océan de l'air. Par là un pin sauvage, un if avec leurs formes bizarres, s'associant aux sapins d'une hauteur prodigieuse s'accommodent à un sol aride sans profondeur , et s'enracinent souvent entre lés crevasses du granit et du marbre. Le jardinier céleste se charge du soin de l'irrigation de cet immense jardin anglais , par les nuages.

Nous fumes interrompus dans nos récoltes botaniques et dans nos observations par l'arrivée d'une nombreuse cavalcade , précédée de cinq guides , dont faisaient partie le fils Palasset de Gèdre; et un chaudronnier de Luz , décoré de deux grandes médailles d'honneur. Ils précédaient le duc de Montpensier , accompagné de Mlle Lasalle , de sa mère , d'une dame d'honneur de la reine , et d'une suite nombreuse de baigneurs de Barèges et de St-Sauveur ; il y avait grande fête au Pic du Midi.

Le prince nous invita à un déjeûner champêtre , digne du noble hôte , dans les cabanes construites en terre , non loin du lac d'Oncet. Ce déjeûner restaura nos forces épuisées et satisfit parfaitement notre appétit de sybarites ; notre soif fut bientôt apaisée par du vin de champagne mêlé avec de l'eau glaciale , et du lait d'une délicieuse fraîcheur , servi dans des vases en bois de pin , qui sont plongés dans le courant de l'eau des neiges , tenus à l'abri du soleil , et cachés pour tous les passants par des tables de pierre, sur lesquelles on marche sans soupçonner l'existence de ces caves improvisées.

Pendant ce temps , le chef de la famille de ces montagnards , condamné ici à une perpétuelle solitude , me montra une de ses petites filles affectée d'une ophthalmie purulente; je lui indiquai les moyens de la guérir. En récompense , il me tira à l'écart et me dit à l'oreille que Mlle Lassalle , la seule espérance d'une riche famille de Paris , dont le père est attaché à la personne du roi , était la compagne du prince , dans ses lointaines excursions , et même sa fiancée ; qu'il l'épouserait dans trois semaines, après son retour à Paris. En vain je lui fis comprendre le non-sens de cette confidence ; il me répondit qu'une personne , très-rapprochée du prince , lui avait fait cette communication , et que c'était une chose irrévocable.

Hélas ! le sort en avait décidé bien autrement ! Pourquoi suis-je forcé de dire qu'elle a été la fiancée de la mort ? Trois semaines après elle fut enlevée à sa famille inconsolable , au milieu de ces splendides fêtes de Pau , qui ont inspiré à M. Monnier (du Jura) de si jolis vers. Elle a été conduite à Paris , embaumée par le procédé de M. Gannal.

J'étais présent , lorqu'un accident imprévu hâta le malheureux développement de son mal. C'était le 10 août, lorsque me trouvant dans la société du prince de Montpensier et de la famille Lassalle , au pied de la cascade du Cirque de Gavarni , le prince y fit servir un déjeûner splendide , avec un confort inaccoutumé dans ces montagnes , et arrangé d'avance par son courrier. Au moment où nous allions nous mettre à la table verte de la nature , un de ces orages terribles , avec grêle, détruisit toutes nos espérances de bonne chère. Ne trouvant point d'abri , nous fûmes obligés de monter à cheval et de souffrir patiemment , pendant quatre heures , une de ces pluies qui ne sont connues que dans les hautes montagnes , où les nuages en contact avec ces grandes masses , et privés tout à coup de leur électricité par les sommets qui l'absorbent , tombent tout à la fois sur la terre en torrents d'eau , suivis d'éclats de tonnerre effrayants et mille fois répétés , comme un feu de peloton , de cime en cime , jusqu'à Gèdre , où nous nous séchames devant un grand feu , dans l'auberge de Palasset. Le prince et toute la société furent trempés jusqu'aux os ; Mlle Lassalle , en élégante amazone , n'avait qu'un petit manteau doublé en soie bleue , qui la garantit à peine quelques minutes. En vain je lui offris mon manteau en étoffe caoutchouc, qui résiste à toutes les rigueurs du temps ; mais probablement un funeste sentiment de vanité lui fit refuser mon offre philantropique. Depuis ce jour, elle commença à se sentir indisposée, et trois semaines après, cette fraîche et délicate fleur fut fauchée, presque à son aurore, par l'impitoyable faux du trépas.

Après le déjeûner, nous retournames à Cripp par le Tourmalet, dans la société la plus animée. Nous saluames encore une fois à Tramesaigues le sommet colossal du Pic du Midi, sur lequel nous avions posé nos pieds avec les premières lueurs de l'aurore, et nous rentrames de nouveau dans cette délicieuse auberge de Cripp, véritable Caravansérail de toutes les nations. De nombreuses cavalcades de Bagnères l'avaient peuplé depuis. Nous y trouvames une aimable dame de Toulouse, avec ses trois jeunes demoiselles, en élégantes amazones, sur des coursiers bien fatigués ; le comte danois Gersdorf, avec sa famille ; M. Martinez de La Rosas et M. Munôs, le mari de la reine Christine, depuis duc et grand d'Espagne ; la famille artistique Onglas de Bagnères, M. Gauthier, professeur au conservatoire de Toulouse, enfin des Russes, des Courlandois, des Allemands, des Américains, même une négressa qui gravit, avec une famille anglaise, le Tourmalet. Un dîner cordial nous réunit dans la grande chambre, avec cette gaîté et cette satisfaction que l'on éprouve toujours après des difficultés et des dangers surmontés. Les uns disaient : oh ! je ne voudrais pas faire une seconde ascension ! mais tous étaient satisfaits d'avoir joui d'un des plus magnifiques spectacles, que l'on ne peut contempler nulle part en Europe avec une aussi grande facilité, que sur ce bel observatoire des Pyrénées.

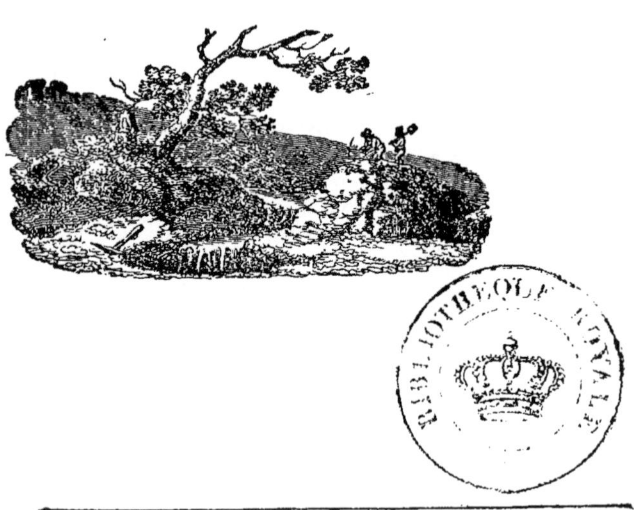

Toulouse. Imprimerie de Ph. MONTAUBIN, petite rue St-Rome, 1.

www.ingramcontent.com/pod-product-compliance
Ingram Content Group UK Ltd.
Pitfield, Milton Keynes, MK11 3LW, UK
UKHW020448180726
13839UKWH00004B/1709